最新抗菌薬療法マニュアル

編著 渡辺 彰 東北大学教授

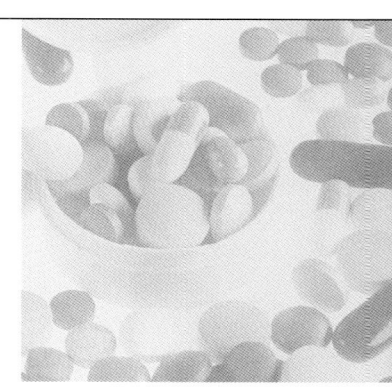

株式会社 新興医学出版社

Today's Antibiotic Therapy

compiled work

Akira WATANABE, MD, PhD

Professor and chairman,
Research Division for Development of Anti-Infective Agents,
Institute of Development, Aging and Cancer, Tohoku University, Sendai, Japan

© First edition, 2009 published by
SHINKOH IGAKU SHUPPAN CO., LTD, TOKYO
Print & bound in japan

執筆者一覧

□編集

渡辺　彰　　東北大学加齢医学研究所抗感染症薬開発研究部門・教授

□分担執筆者（執筆順）

平松　和史	大分大学医学部附属病院感染制御部・副部長
古西　満	奈良県立医科大学感染症センター・准教授
善本英一郎	奈良厚生会病院感染制御室・室長（副院長）
関　雅文	長崎大学大学院医歯薬学総合研究科感染免疫学講座（第二内科）・助教
河野　茂	長崎大学大学院医歯薬学総合研究科感染免疫学講座（第二内科）・教授
石川　周	刈谷豊田総合病院高浜分院診療部診療科・部長
三鴨　廣繁	愛知医科大学大学院医学研究科感染制御学・教授, 愛知医科大学病院感染制御部
山岸　由佳	愛知医科大学大学院医学研究科感染制御学, 愛知医科大学病院感染制御部
具　芳明	国立感染症研究所感染症情報センター実地疫学専門家養成コース（FETP）
大曲　貴夫	静岡県立静岡がんセンター感染症科・部長
細矢　光亮	福島県立医科大学小児科学講座・教授
中村　茂樹	長崎大学病院第二内科
柳原　克紀	長崎大学病院検査部・講師
宮良　高維	近畿大学医学部附属病院安全管理部感染対策室長・講師
進藤有一郎	名古屋大学大学院医学系研究科呼吸器内科学
長谷川好規	名古屋大学大学院医学系研究科呼吸器内科学・教授
加川　建弘	東海大学医学部内科学系消化器内科学・准教授
宇野　健司	奈良県立医科大学感染症センター・助教
塩見　正司	大阪市立総合医療センター感染症センター・部長
草地　信也	東邦大学医療センター大橋病院外科・教授
渡邉　学	東邦大学医療センター大橋病院外科・准教授
田中　正利	福岡大学医学部泌尿器科・教授
宇野　敏彦	松山赤十字病院眼科
保富　宗城	和歌山県立医科大学耳鼻咽喉科頭頸部外科・講師
山中　昇	和歌山県立医科大学耳鼻咽喉科頭頸部外科
保田　仁介	パナソニック健康保険組合松下記念病院産婦人科・部長
橋本　晋平	橋本整形外科クリニック・院長
金子　明寛	東海大学医学部外科学系口腔外科・教授
岩田　敏	国立病院機構東京医療センター・統括診療部長
大類　孝	東北大学加齢医学研究所加齢老年医学研究分野・准教授
吉田　均	よしだ小児科クリニック・院長
深澤　満	ふかざわ小児科・院長
草刈　章	くさかり小児科・院長
武内　一	耳原総合病院小児科・副院長
西村　龍夫	にしむら小児科・院長
青島　正大	石心会狭山病院・副院長/呼吸器内科部長
青柳　佳樹	石心会狭山病院呼吸器内科
中村　匡宏	大阪市立総合医療センター感染症センター・副部長
三木　誠	仙台赤十字病院第一呼吸器科・部長
藤村　茂	東北大学加齢医学研究所抗感染症薬開発研究部門・准教授
宮里　明子	埼玉医科大学国際医療センター感染症科・感染制御科・講師
光武耕太郎	埼玉医科大学国際医療センター感染症科・感染制御科・教授
川上　和義	東北大学大学院医学系研究科保健学専攻感染分子病態解析学分野・教授
吉田　正樹	東京慈恵会医科大学感染制御部・講師
福岡　麻美	佐賀大学医学部附属病院感染制御部・講師
永田　正喜	佐賀大学医学部病因病態科学講座微生物学寄生虫学分野・助教
青木　洋介	佐賀大学医学部附属病院感染制御部・准教授
大毛　宏喜	広島大学病態制御医科学講座外科・助教
五味　和紀	東北大学病院呼吸器病態学講座・助教
白井　亮	大分大学医学部附属病院内視鏡診療部・助教
門田　淳一	大分大学医学部総合内科学第二講座・教授
徳江　豊	群馬大学医学部附属病院感染制御部・准教授
細谷　順	山形大学医学部附属病院薬剤部
白石　正	山形大学医学部附属病院・教授/薬剤部長
吉田耕一郎	昭和大学医学部臨床感染症学・准教授
小司　久志	昭和大学医学部臨床感染症学・助教
二木　芳人	昭和大学医学部臨床感染症学・教授
竹末　芳生	兵庫医科大学感染制御学・教授
中嶋　一彦	兵庫医科大学感染制御学・助教
比嘉　太	琉球大学大学院医学研究科感染病態制御学講座分子病態感染症学分野（第一内科）・講師

序　文

　「最新抗菌薬療法マニュアル」を刊行するにあたり，なぜ今，抗菌薬と感染症治療が重要なのかを再認識していただければと思います．あたかも2009年の春，メキシコ共和国から出現した新型インフルエンザH1N1（S-OIV）が世界中に蔓延し，我が国もその例外ではありませんでした．どうすればこれを抑え込めるのでしょう？　その対処に関しては過去の新型インフルエンザの事例解析から学ぶべきです．1918年から始まったスペインかぜでは，青年層を中心に世界で4000万人，日本で48万人が亡くなりましたが，彼らは何が原因で亡くなったのでしょうか？2008年に報告された米国国立アレルギー感染症研究所長のFauciらの論文は，当時の死亡者58名の保存病理材料の再検討を行い，同時に8000名以上の病理解剖記録を再検討したところ，死亡の96％は細菌性肺炎であり，70％には菌血症が認められたとしており，また，併せて調査した1957年からのアジアかぜや1968年からの香港かぜでも同様であったとしています．過去の新型インフルエンザの被害は二次的な細菌性肺炎が主だったのです．ウイルス性肺炎によるサイトカインストームはほとんどなかったようですから，細菌性肺炎さえ抑え込めればこんなに大きな被害にはならなかったはずです．

　しかしスペインかぜは，1930年代前半にインフルエンザウイルスが発見される前，1940年代に抗菌薬が実用化される遥か前の出来事ですから，細菌性肺炎を食い止めることはなかなか出来なかったのです．ウイルスの発見と抗菌薬の実用化以降の新型インフルエンザ，すなわちアジアかぜと香港かぜではそのようなことはありませんでした．日本では4万人から7万人が主にやはり細菌性肺炎で亡くなったのですが，もちろん，通常の季節性インフルエンザで高齢者を中心に毎年1万人前後が亡くなっているのからみれば膨大な数字です．来るべき新型インフルエンザ（新型は2波〜3波と流行します）で肺炎を可能な限り抑え込むためには診断・治療・予防が重要です．特に治療面では，現在多数ある抗菌薬を整理・理解して適正かつ効果的に使用することが必要です．どの薬がどの菌に，なぜ，どのように効くのか，安全性はどうか，を知ることが必要ですが，対象疾患を呼吸器に限定するのではなく，日常遭遇する各領域の各疾患に広げてそれぞれの専門家に執筆していただいた本書は，そのような意味で幅広いニーズに応えられる一冊です．今さら聞けないミニ知識も拡充いたしました．本書が皆様の大きな参考になれば幸いです．

平成21年5月25日，「新型インフルエンザ対応」緊急提言の日本感染症学会ホームページへの掲載を終えて

東北大学　渡辺　彰

目 次

I. 抗菌薬各論
1. 抗菌薬はどのように分類するとわかりやすいか？ ……………………………… 3
2. β-ラクタム系抗菌薬とは？　その特徴と適応 ………………………………… 7
3. マクロライド系・ケトライド系・リンコマイシン系・
   テトラサイクリン系抗菌薬の特徴と適応 ……………………………………… 11
4. キノロン系薬とアミノグリコシド系薬の特徴と適応 ………………………… 15
5. グリコペプチド系・オキサゾリジノン系・
   ストレプトグラミン系抗菌薬の特徴と適応 …………………………………… 21
6. 抗菌薬の有効性を高める使い方～PK-PDを含めて～ ………………………… 26
7. 抗菌薬の安全な使い方 …………………………………………………………… 34

II. 疾患各論
1. 髄膜炎と敗血症；何を選んでどう使うか？ …………………………………… 39
2. 市中肺炎；何を選んでどう使うか？ …………………………………………… 43
3. 院内肺炎；何を選んでどう使うか？ …………………………………………… 49
4. 医療ケア関連肺炎；何を選んでどう使うか？ ………………………………… 56
5. 肝・胆道系感染症；何を選んでどう使うか？ ………………………………… 64
6. 腸管感染症；何を選んでどう使うか？ ………………………………………… 68
7. 外科感染症の治療と予防；何を選んでどう使うか？ ………………………… 71
8. 尿路感染症；何を選んでどう使うか？ ………………………………………… 75
9. 眼科感染症；何を選んでどう使うか？ ………………………………………… 79
10. 耳鼻咽喉科感染症；何を選んでどう使うか？ ………………………………… 82
11. 産婦人科感染症；何を選んでどう使うか？ …………………………………… 86
12. 整形外科感染症；何を選んでどう使うか？ …………………………………… 88
13. 歯科・口腔外科感染症；何を選んでどう使うか？ …………………………… 91
14. 小児感染症の特徴と抗菌薬の使い方 …………………………………………… 93
15. 高齢者感染症の特徴と抗菌薬の使い方 ………………………………………… 97

Ⅲ．抗菌薬治療の実際

1．かぜに抗菌薬を使うのか？ 使わないのか？──小児 ……………………… 103
2．かぜに抗菌薬を使うのか？ 使わないのか？──成人・高齢者 ……………… 106
3．抗菌薬開始のポイントは何か？ ……………………………………………… 108
4．抗MRSA薬の使用を決めるポイント ………………………………………… 111
5．MDRP（多剤耐性緑膿菌）にどう対処するか？ …………………………… 115
6．抗菌薬終了の判断はどのように行うか？ …………………………………… 118

Ⅳ．そこが知りたい，ミニ知識

1．MIC，subMIC，MBC，MPCとは何か？ ………………………………… 123
2．薬剤感受性成績はこう読む …………………………………………………… 124
3．原因菌と定着菌はこう判別する ……………………………………………… 125
4．バイオフィルムとは？ クォーラムセンシングとは？ ……………………… 126
5．マクロライド少量投与はいつまで続けるのか？ …………………………… 128
6．PK-PDとは何か？ 臨床ではどう役に立つのか？ ………………………… 130
7．TDMはいつ，どのように行うか？ ………………………………………… 131
8．レスピラトリーキノロンとは？ ……………………………………………… 132
9．抗菌薬サイクリングは本当に有用か？ ミキシングとは何か？ …………… 134
10．皮内反応はなぜ行わなくともよいのか？ …………………………………… 135

索引 …………………………………………………………………………………… 137

Ⅰ. 抗菌薬各論

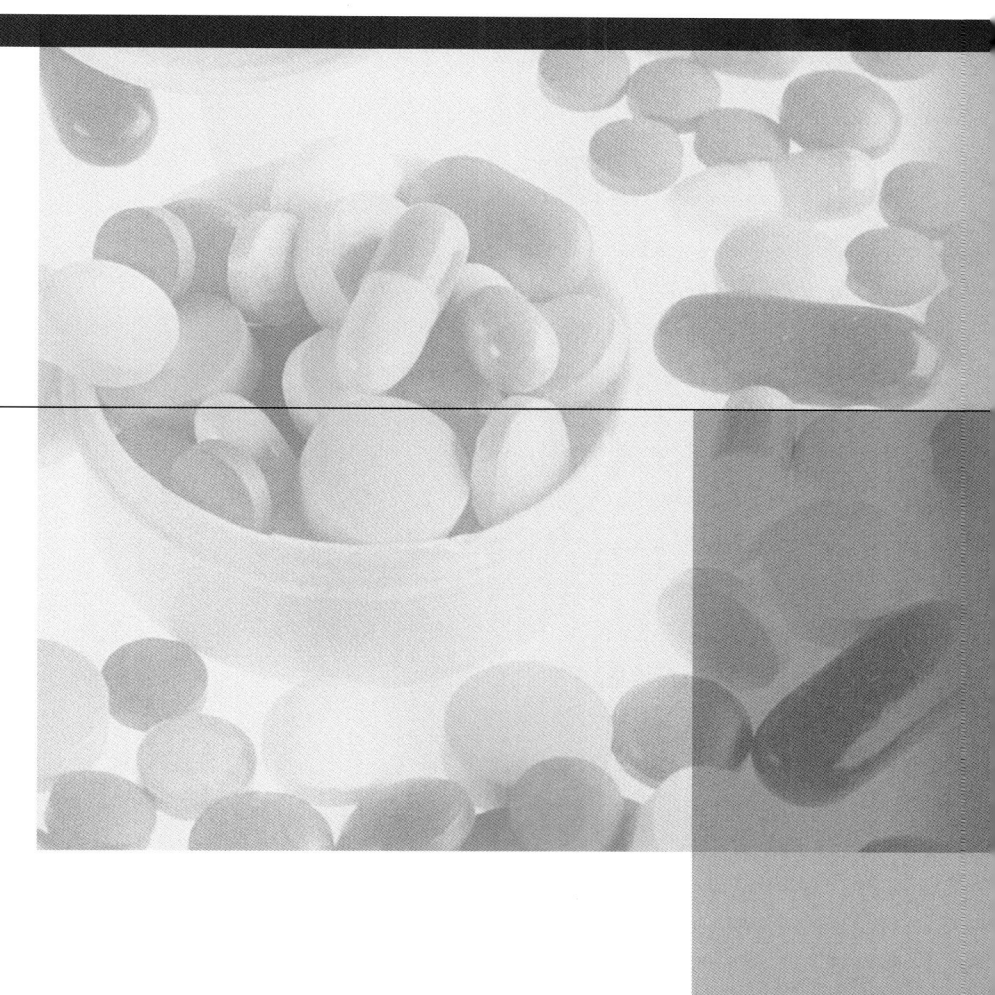

■ 抗菌薬各論

1．抗菌薬はどのように分類するとわかりやすいか？

渡辺　彰*
わたなべ　あきら

- 他の医薬品とは異なって，作用する相手である病原菌が多種類存在する抗菌薬は，多種類を揃えなければならず，整理して覚える必要がある．
- 抗菌薬は，化学構造からは10種類以上に分類され，わかりにくいが，これが基本となる．
- 抗菌薬は，作用機序からは概ね5つの系統に分類される．
- 抗菌薬は，安全使用上重要な選択毒性の面からは質的選択毒性薬と量的選択毒性薬との2つに分類される．
- 抗菌薬は，肺炎病型に対応させた場合，細胞壁合成阻害薬とそれ以外との2つに分類され，基本的に前者は細菌性肺炎に，後者は非定型肺炎に奏効する．

Key Words　抗菌薬，作用機序，選択毒性，細胞壁合成阻害薬，β-ラクタム系薬

□ 抗菌薬はなぜ多種類が必要なのか？

抗菌薬は他の医薬品とは異なる．抗菌薬以外のほとんどの薬剤は宿主の機能に直接作用するのでヒトという種だけが相手である．しかし，抗菌薬が作用する相手はヒトでなく多種類存在する病原菌である．相手が多種類であるほど多種類の抗菌薬が必要となる．一つの薬剤ですべての病原菌はカバーできないからであり，したがって，多種類存在する抗菌薬を整理・分類して覚える必要がある[1]．

□ 化学構造から抗菌薬を分類する

抗菌薬の化学構造別分類を**表1**に示す．もっとも代表的な抗菌薬はβ-ラクタム環（これが抗菌活性を示す）を有するβ-ラクタム系薬であり，複数の系統に分けられる．このβ-ラクタム系薬以外をも含めて抗菌薬は**表1**のように分類することができる．羅列的であってわかりにくいが，これが理解の基本となる．

□ 作用機序から抗菌薬を分類する

抗菌薬は**図1**に示すように，作用機序別に，①細胞壁合成阻害薬，②葉酸合成阻害薬，③蛋白合成阻害薬，④核酸合成阻害薬，⑤細胞質膜障害薬の5つに分類される．この5つの系統はさら

表1　抗菌薬の化学構造別の分類

1.	β-ラクタム系薬 ………	1）	ペニシリン系薬
2.	アミノ配糖体系薬	2）	セフェム系薬
3.	グリコペプチド系薬	3）	モノバクタム系薬
4.	マクロライド系薬	4）	カルバペネム系薬
5.	リンコマイシン系薬	5）	ペネム系薬
6.	クロラムフェニコール系薬	6）	β-ラクタマーゼ阻害薬
7.	テトラサイクリン系薬		
8.	ポリペプチド系薬		
9.	ホスホマイシン		
10.	キノロン系薬		
11.	ムピロシン		
12.	ST合剤		
13.	抗真菌薬		
14.	抗結核薬		

注）アンダーライン部は繁用されている薬剤

に，次項と次々項とに示すヒト生体毒性の違いや生体内での細胞移行性の違いからおのおの大きく2つにまとめることができるが，これは安全性を保ちながら臨床効果を上げることを指標としたものである．

□ 選択毒性から抗菌薬を分類する

生体への作用の違いは安全性に直結するが，この観点から抗菌薬は大きく2つにまとめられる（**表2**）．一つは，動物の細胞にはない構造・機能

*東北大学加齢医学研究所　抗感染症薬開発研究部門

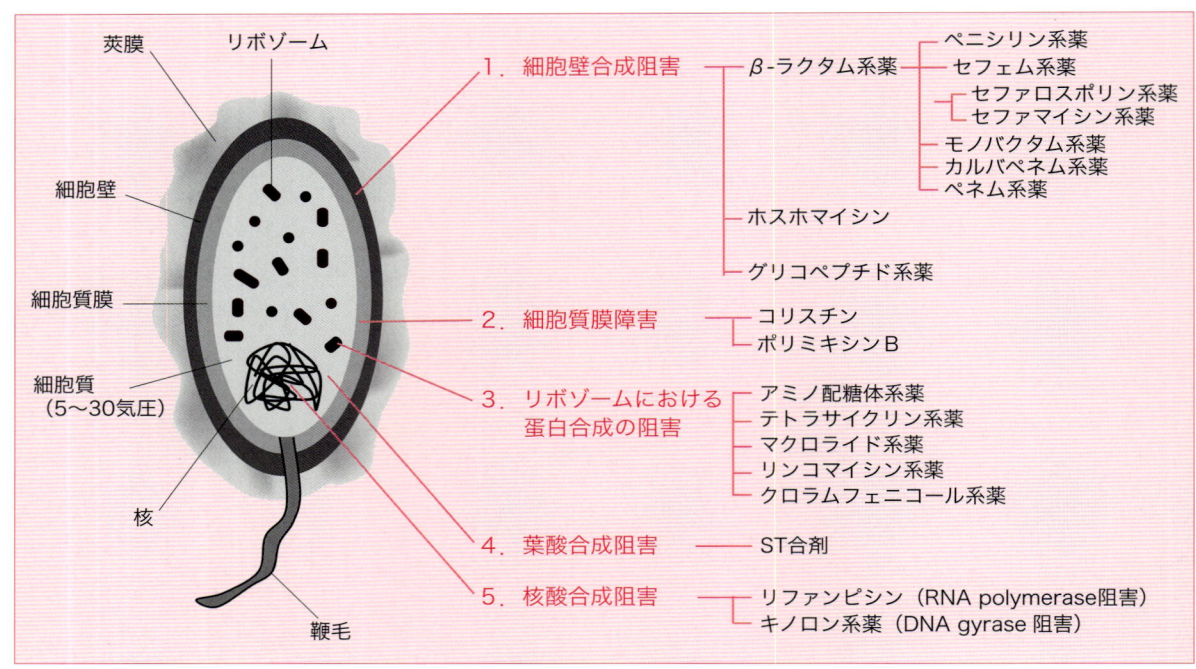

図1 抗菌薬の作用機序別の分類

表2 抗菌薬の選択毒性別の分類

1. 質的選択毒性薬……………………動物細胞には存在しない構造・機能に作用
① 細胞壁合成阻害薬
β-ラクタム系薬（ペニシリン系薬，セフェム系薬，カルバペネム系薬など）
ホスホマイシン，グリコペプチド系薬
② 葉酸合成阻害薬
サルファ剤
2. 量的選択毒性薬……………………動物細胞にも共通する構造・機能に作用
③ 蛋白合成阻害薬
アミノグリコシド系薬，テトラサイクリン系薬，マクロライド系薬，リンコマイシン系薬，クロラムフェニコール系薬
④ 核酸合成阻害薬
キノロン系薬，リファマイシン系薬（リファンピシンなど）
⑤ 細胞質膜障害薬
ポリペプチド薬（コリスチン，ポリミキシンBなど）

注）アンダーライン部は繁用されている薬剤

に作用する（＝質的選択毒性）薬剤群であり，①細胞壁合成阻害薬と，②葉酸合成阻害薬の2群である．当然，副作用が少なく，特にβ-ラクタム系薬の安全域は広い．

一方，ヒトの細胞にも共通する構造・機能に作用するため過量投与では副作用が起こるが常用量ではヒトの細胞にほとんど作用しない（＝量的選択毒性）薬剤として，③蛋白合成阻害薬，④核酸合成阻害薬，⑤細胞質膜障害薬の3群がある．このうち，蛋白合成阻害薬は動物細胞にも存在するリボゾームに作用するが，動物細胞のリボゾームと細菌細胞のリボゾームは沈降定数が異なるなど構造が若干異なるので選択毒性の働く余地が生ずる．核酸合成阻害薬は生物の遺伝情報の本質である核酸の代謝系に作用するので，成長途上の小児や妊娠中・妊娠の可能性のある女性では慎重に

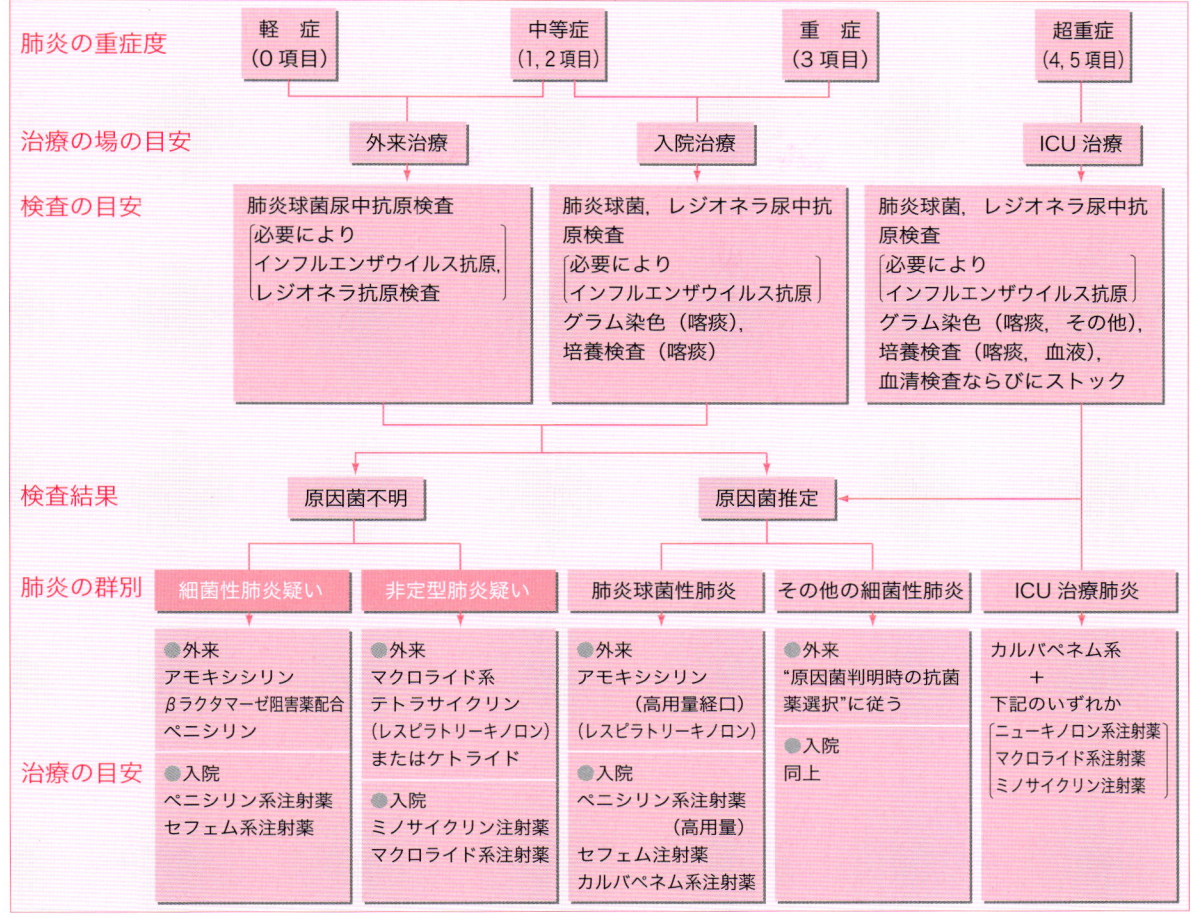

図2　成人市中肺炎初期治療の基本フローチャート
（日本呼吸器学会「呼吸器感染症に関するガイドライン」，成人市中肺炎診療ガイドライン[2]より）
市中肺炎ガイドラインでは原因菌が不明の肺炎を，細菌性肺炎と非定型肺炎とに鑑別することによってその後の抗菌薬選択を確実にして有効率を上げることを提唱している．

対処する．動物細胞も有する細胞質（＝原形質）膜に作用する細胞質膜障害薬はもっとも副作用が強いためおもに外用薬の形で使われる．

□ 肺炎病型から抗菌薬を分類する

日本呼吸器学会市中肺炎ガイドライン[2]は新たな重症度分類基準（**表3**）とともに，原因菌不明例の治療薬選択に対して細菌性肺炎と非定型肺炎の鑑別を提案した（**図2，表4**）．細菌性肺炎のおもな原因の肺炎球菌，インフルエンザ菌，モラクセラ・カタラーリスはいずれも細胞壁を持つ．非定型肺炎の原因の肺炎マイコプラズマ，肺炎クラミジア，レジオネラ，Q熱コクシエラは，細胞壁がない（肺炎マイコプラズマ）か，白血球などに貪食されてもその細胞内で増殖する．したがって細胞壁合成阻害薬は細菌性肺炎に奏効し，細胞壁以外に作用するか細胞内によく移行する薬剤は非定型肺炎に奏効するので，抗菌薬は細胞壁合成阻害薬とそれ以外に分けると理解しやすい．前者の代表がβ-ラクタム系薬であり，後者の代表はマクロライド系薬などの蛋白合成阻害薬とキノロン系薬などの核酸合成阻害薬である．β-ラクタム系薬は細胞内へはほとんど移行できず，非定型肺炎には原則として奏効しない．なお，近年，肺炎球菌にも奏効するキノロン系薬が実用化されてレスピラトリーキノロンと言われるようになった．

表3　市中肺炎の重症度分類と治療の場の選択基準

使用する指標（A-DROP）		
A	(Age)	男性70歳以上，女性75歳以上
D	(Dehydration)	脱水あり，またはBUN 21 mg/dl 以上
R	(Respiration)	SpO$_2$ 90%（≒ PaO$_2$ 60 Torr）以下
O	(Orientation)	意識障害あり
P	(Blood Pressure)	血圧（収縮期）90 mmHg以下

重症度分類	
軽　症（→外来治療）	上記指標のいずれも満足しないもの
中等症（→外来 or 入院）	上記指標の1～2項目を有するもの
重　症（→入院治療）	上記指標の3項目を有するもの
超重症（→ICU入院）	上記指標の4～5項目を有するもの ただし，ショックがあれば1項目のみでも超重症とする

身体所見と年齢によって重症度を分類し，それに応じて治療の場を選択する．
（日本呼吸器学会「呼吸器感染症に関するガイドライン」，成人市中肺炎診療ガイドライン，2007[2]）より）

表4　成人市中肺炎改訂ガイドラインにおける肺炎病型鑑別法

鑑別に用いる項目
1. 年齢60歳未満
2. 基礎疾患がない，あるいは，軽微
3. 頑固な咳がある
4. 胸部聴診上所見が乏しい
5. 痰がない，あるいは，迅速診断法で原因菌が証明されない
6. 末梢血白血球数が10000/μl 未満である

鑑別基準
　上記6項目を使用した場合：
　　6項目中4項目以上合致した場合　　　　非定型肺炎疑い
　　6項目中3項目以下の合致　　　　　　　細菌性肺炎疑い
　　　この場合の非定型肺炎の感度は77.9%，特異度は93.0%
　上記1から5までの5項目を使用した場合：
　　5項目中3項目以上合致した場合　　　　非定型肺炎疑い
　　5項目中2項目以下の合致　　　　　　　細菌性肺炎疑い
　　　この場合の非定型肺炎の感度，特異度は83.9%，87.0%

（日本呼吸器学会「呼吸器感染症に関するガイドライン」，成人市中肺炎診療ガイドライン，2007[2]）より）

☐ 化学療法の成功を目指すために 抗菌薬を分類・熟知する

　抗菌薬は200薬剤前後と膨大であり，おのおのの抗菌力やスペクトル，体内動態，安全性は大きく異なる．呼吸器を含む種々の感染症に対する化学療法を成功させるためにも，その相違を熟知して使い分けることが肝要である．なお，PK-PDの観点からも抗菌薬を2つに分けることができるが，本特集の別稿に譲りたい．

文　献

1) 渡辺　彰：第V章治療，D抗菌薬．呼吸器専門医テキスト（工藤翔二，田中紘一郎，永井厚志，大田　健，編），pp. 191-198，南江堂，東京，2007
2) 河野　茂，松島敏春，齋藤　厚，他：日本呼吸器学会「呼吸器感染症に関するガイドライン」，成人市中肺炎診療ガイドライン，pp. 1-86，日本呼吸器学会，東京，2007

抗菌薬各論

2. β-ラクタム系抗菌薬とは？ その特徴と適応

平松 和史*
ひらまつ かずふみ

- β-ラクタム系薬は細胞壁合成を阻害し，殺菌的作用を示す．
- グラム陽性菌から陰性菌まで広い抗菌スペクトルを有するが，マイコプラズマ，クラミドフィラ，レジオネラなどに対しては無効である．
- ペニシリン耐性肺炎球菌，β-ラクタマーゼ非産生アンピシリン耐性インフルエンザ菌，メタロ-β-ラクタマーゼ産生菌などの耐性菌が多く検出されており，適応について十分勘案する必要がある．
- β-ラクタム系薬の抗菌力をより効果的に引き出すためには time above MIC が重要である．

Key Words　ペニシリン結合蛋白，β-ラクタマーゼ，time above MIC

　β-ラクタム系薬は，わが国においてもっとも使用頻度の高い抗菌薬である．一方で近年のβ-ラクタム系薬に対する耐性菌の増加は，臨床上きわめて重大な問題となっている．β-ラクタム系薬には多くの種類が上市され，その特性を十分に理解し抗菌薬の選択，投与を行う必要がある．

□ β-ラクタム系薬の特徴

　β-ラクタム系薬は細菌の細胞壁合成に関与するムレイン架橋酵素であるペニシリン結合蛋白（PBP）の活性を阻害し，殺菌的に作用する．グラム陽性菌から陰性菌まで広く抗菌力を有し多くの感染症治療に用いられるが，マイコプラズマ，レジオネラ，結核などには無効である．
　こうしたβ-ラクタム系薬の効果は時間依存性の殺菌作用であることが知られ，菌のMICを上回る濃度の時間（time above MIC）をできる限り長くすることがβ-ラクタム系薬をより効果的に使用するためには重要である．すなわち一回投与量を多くし投与回数を減らすより，投与回数を多くしたほうがより高い効果が得られる（**図1**）．
　また前述したようにβ-ラクタム系薬は原核生物だけが有する細胞壁の合成阻害によって抗菌作用を呈するため，副作用は少なく安全な抗菌薬である．しかし**表1**に示すような副作用が知られており，注意を要する．

□ β-ラクタム系薬の種類

　β-ラクタム系薬にはその構造の違いから**表2**に示すような多種多系統な薬剤がある．それぞれに抗菌活性としての特徴を有している．

1．ペニシリン系薬

　ベンジルペニシリンなどのグラム陽性球菌に強い抗菌力を示すグラム陽性菌用ペニシリンから，

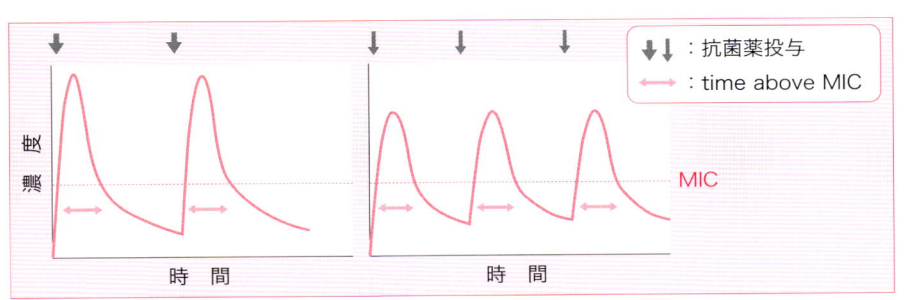

図1
PK-PD に基づく β-ラクタム系薬の投与法

*大分大学医学部附属病院　感染制御部

一部のグラム陰性菌に対しても抗菌力を有するアンピシリンを代表とする広域ペニシリンなど多くの種類がある．さらにピペラシリンなどの抗緑膿菌性ペニシリン系薬も上市されている．そのほかペニシリナーゼ耐性ペニシリンや胃酸に安定で吸収効率を上昇させた経口広域ペニシリンがある．

2．セフェム系薬

構造上はセファロスポリン，セファマイシン，オキサセフェム系の3系統に分類される．一般的には抗菌スペクトルの違いにより，第一〜四世代セフェム系薬に分けられることが多い．第一世代セフェム系薬は主としてグラム陽性球菌に対し抗菌力を有し，第二世代はグラム陽性球菌に加えてインフルエンザ菌などのグラム陰性桿菌に対しても抗菌力を有する薬剤である．第三世代では，さらにセラチアや一部薬剤では緑膿菌に対しても抗菌力を有するが，ブドウ球菌などのグラム陽性球菌への抗菌力は低下している．第三世代セフェム系薬の弱点であったグラム陽性球菌への抗菌力が改善した薬剤が第四世代セフェム薬であり，抗菌スペクトルが広がっている．

3．カルバペネム系薬

グラム陽性菌から陰性菌まで一般細菌に対して強い抗菌力と広い抗菌スペクトルを有する薬剤である．最近緑膿菌を中心にメタロ-β-ラクタマーゼ産生菌が検出されるようになり，耐性菌が散見される．

4．β-ラクタマーゼ阻害薬配合剤

β-ラクタマーゼ阻害薬（スルバクタム，タゾバクタム，クラブラン酸）とペニシリンやセフェム系薬とを配合した合剤である．基質拡張型β-ラクタマーゼ（ESBL）をはじめ多くのβ-ラクターゼ産生菌に対して有効であるが，メタロ-β-ラクタマーゼに対する阻害作用はない．

5．ペネム系薬

現時点で上市されているペネム系薬はファロペネムのみである．グラム陽性菌に対する抗菌力は良好でペニシリン耐性肺炎球菌（PRSP）に対しても有効な場合が多いが，グラム陰性菌に対する抗菌力はやや弱い．

表1　β-ラクタム系薬のおもな副作用

アレルギー反応
（アナフィラキシーショック，発疹，発熱，浮腫など）
肝機能障害
腎機能障害
消化器症状（出血性腸炎，偽膜性腸炎）
皮膚症状（まれに中毒性表皮壊死，皮膚粘膜眼症候群）
顆粒球減少症，溶血性貧血
中枢神経症状（けいれん，意識障害）
ビタミンK欠乏症
アンタビュース様作用*

*一部のセフェム系薬により引き起こされる

表2　おもなβ-ラクタム系薬の種類

系　統	薬品名
ペニシリン	ベンジルペニシリン，アンピシリン，アモキシシリン，ピペラシリン
第一世代セフェム	セファゾリン，セファクロル，セファレキシン
第二世代セフェム	セフォチアム，セフメタゾール
第三世代セフェム	セフテラム，セフポドキシム，セフジニル，セフジトレン，セフカペン，セフォタキシム，セフトリアキソン，セフタジジム，セフォペラゾン，ラタモキセフ，フロモキセフ
第四世代セフェム	セフピロム，セフェピム，セフォゾプラン
カルバペネム	イミペネム/シラスタチン，パニペネム/ベタミプロン，メロペネム，ビアペネム，ドリペネム
β-ラクタマーゼ阻害薬合剤	クラブラン酸/アモキシシリン，スルバクタム/アンピシリン，タゾバクタム/ピペラシリン，スルバクタム/セフォペラゾン
ペネム	ファロペネム
モノバクタム	アズトレオナム，カルモナム

6. モノバクタム系薬

グラム陰性菌にのみ抗菌力を有することが特徴で，グラム陽性菌や嫌気性菌には無効である．本系薬剤はメタロ-β-ラクタマーゼに対して比較的安定で他のβ-ラクタム系薬には高度耐性となるのに対し，モノバクタム系薬では中等度耐性程度に維持される．

□ β-ラクタム系薬の適応

β-ラクタム系薬の適応は広く，呼吸器，尿路感染症などさまざまな感染症に対して用いられている（**表3**）．特に第四世代セフェム系薬やカルバペネム系薬は広域の抗菌スペクトルを有しているため重症感染症や基礎疾患の重篤な症例における感染症の経験的治療に用いられることが多い．しかし近年さまざまな菌種で各種β-ラクタム系薬に対する耐性菌が多く検出されており，適切な抗菌薬の選択を行う必要がある．

また原因菌やその感受性が判明し，その結果ペニシリンやモノバクタム系薬などの狭域抗菌薬での治療が可能な場合には標的を絞った薬剤への変更を積極的に行い，広域スペクトルの薬剤への偏った使用を抑制する．こうした薬剤選択によって耐性菌の顕在化を制御していくことが，今後の抗菌薬治療において重要である．

□ β-ラクタム系薬の耐性機序

β-ラクタム系薬の耐性機序には，①薬剤透過性の低下，②薬剤排出機構の存在，③β-ラクタマーゼ産生，④標的蛋白であるPBPの変異などが知られている．これらのなかで特にβ-ラクタマーゼとPBPの変異が重要である．

β-ラクタマーゼにはさまざまな種類が知られているが，近年重要視されているβ-ラクタマーゼとしてメタロ-β-ラクタマーゼがある．メタロ-β-ラクタマーゼ産生菌はほとんどすべてのβ-ラクタム系薬を分解し，耐性となる．特に緑膿菌では，その多くがニューキノロンやアミノグリコシド系薬にも耐性を獲得し有効な抗菌薬療法はない場合が多いが，本邦では静注薬が認可されていないコリスチンやポリミキシンBなどのポリペプチド系薬に対しては感受性がある[1]．

表3 各種感染症治療におけるおもなβ-ラクタム系薬

感染症	抗菌薬
市中肺炎	ペニシリン系，第一～四世代セフェム系，β-ラクタマーゼ阻害薬合剤ペニシリン系，カルバペネム系
院内肺炎	第三，四世代セフェム系，カルバペネム系
単純性尿路感染症	第二，三世代セフェム系，β-ラクタマーゼ阻害薬合剤ペニシリン系
複雑性尿路感染症	第二，三世代セフェム系，β-ラクタマーゼ阻害薬合剤ペニシリン系，カルバペネム系
胆嚢炎	第二～四世代セフェム系，β-ラクタマーゼ阻害薬合剤，カルバペネム系
敗血症	第三，四世代セフェム系，β-ラクタマーゼ阻害薬合剤，カルバペネム系
好中球減少時発熱	第三，四世代セフェム系，カルバペネム系
髄膜炎	ペニシリン系，第三世代セフェム系，カルバペネム系

重症度，基礎疾患，感受性結果により使用薬剤は異なる．

またメチシリン耐性黄色ブドウ球菌（MRSA），PRSP，β-ラクタマーゼ非産生アンピシリン耐性（BLNAR）インフルエンザ菌は，標的蛋白であるPBPが変異し，薬剤が結合できなくなることにより耐性化した菌である．この機序により高度耐性化した場合にはβ-ラクタム系薬による治療は困難となる．しかし軽度の耐性であれば薬剤の投与量を増加させることで治療可能な場合もある．肺炎球菌では約50％はペニシリンに対するMICが$0.12\,\mu g/ml$以上の菌で占められている．こうした状況のため通常量の経口β-ラクタム系薬での肺炎球菌感染症への治療が困難となっているが，経口薬より投与量を多く設定できる注射薬での治療は可能な場合が多い．最近改訂された米国臨床検査標準化委員会（CLSI）の基準においても静注薬と経口薬の違いを考慮し，耐性，感受性の分類が行われるようになった（**表4**）[2]．

□ β-ラクタム系薬の今後の展開

近年のβ-ラクタム系薬に対するMIC上昇にともない，time above MICを維持するためには一回投与量を増量することも投与回数を多くすること同様，重要となっている．そのため小児領域で

表4 CLSIによる肺炎球菌に対するペニシリンの判定基準

薬剤名（投与法，疾患別）	感受性	低感受性	耐性
ペニシリン（注射，非髄膜炎疾患）	≤2	4	≥8
ペニシリン（注射，髄膜炎）	≤0.06	—	≥0.12
ペニシリン（経口，非髄膜炎疾患）	≤0.06	0.12〜1	≥2

(μg/ml)

はβ-ラクタマーゼ阻害薬とアモキシシリンの合剤として，1：14の配合比でペニシリン系薬を多く投与可能な薬剤が上市され，成人領域でもタゾバクタム/ピペラシリン（1：8製剤）が新たに上市された．

その他グラム陽性菌から陰性菌まで幅広い抗菌スペクトルを有する経口のカルバペネム系薬（テビペネム）[3]がまもなく上市予定である．さらにメタロ-β-ラクタマーゼ阻害薬や抗MRSA活性を有するカルバペネム系抗菌薬[4]なども開発途上にあり，今後の新しい展開が待たれる．

おわりに

ペニシリンの登場以降β-ラクタム系薬は抗菌薬の主役として用いられてきたが，近年さまざまな菌種で耐性菌が認められている．β-ラクタム系薬は抗菌薬のなかでもっとも使用しやすい薬剤であることに変化はなく，これ以上の耐性菌出現を助長しないように，その適応を勘案し，薬剤を選択，投与する必要がある．

文献

1) Miyajima Y, Hiramatsu K, Mizukami E, et al：In vitro and in vivo potency of polymyxin B against IMP-type metallo-β-lactamase-producing *Pseudomonas aeruginosa*. Int J Antimocrob Agents 32：437-440, 2008
2) CLSI. 2008. Performance standards for antimicrobial susceptibility testing. 18th informational supplement M100-S18
3) Hikida M, Itahashi K, Igarashi A, et al：In vitro antibacterial activity of LJC 11,036, an active metabolite of L-084, a new oral carbapenem antibiotic with potent antipneumococcal activity. Antimicrob Agents Chemother 43：2010-2016, 1999
4) Kurazono M, Ida T, Yamada K, et al：In vitro activities of ME1036（CP5609）, a novel parenteral carbapenem, against methicillin-resistant staphylococci. Antimicrob Agents Chemother 48：2831-2837, 2004

抗菌薬各論

3．マクロライド系・ケトライド系・リンコマイシン系・テトラサイクリン系抗菌薬の特徴と適応

古西　満[*]　善本英一郎[*,**]

- マクロライド系抗菌薬（MLs），ケトライド系抗菌薬（KLs），リンコマイシン系抗菌薬（LCMs），テトラサイクリン系抗菌薬（TCs）が第一選択薬となる感染症を理解しておく．
- MLs，TCs の耐性菌は増加傾向にあり，その動向を把握しておく必要がある．
- 各抗菌薬の副作用，薬物相互作用に留意する．特に，MLs，KLs は肝臓の代謝酵素 CYP3A4 が関与する薬剤との併用に注意が必要である．

Key Words　スペクトラム，耐性，第一選択薬，副作用，薬物相互作用

マクロライド系抗菌薬（MLs），ケトライド系抗菌薬（KLs），リンコマイシン系抗菌薬（LCMs），テトラサイクリン系抗菌薬（TCs）は抗菌化学療法において華やかな主役というよりも，きらりと光る脇役的な存在である．そのため，各薬剤の特徴を十分に把握し，的確な役割が演じられるように使用することが重要である．

表1は，わが国で承認を受けている MLs，KLs，LCMs，TCs の一覧である．多くの薬剤が内服薬であるが，エリスロマイシン（EM），キタサマイシン（LM），ミノサイクリン（MINO），リンコマイシン（LCM），クリンダマイシン（CLDM）には注射薬も存在する．

□ 抗微生物スペクトラム（表2）

MLs，KLs，LCMs はリボゾームの 50S サブユニット，TCs はリボゾームの 30S サブユニットに作用し，蛋白合成を阻害することで抗菌活性を示す薬剤である．MLs，KLs，TCs は比較的広域な抗菌スペクトラムを有しているが，LCMs はグラム陽性球菌と嫌気性菌に強い活性をもっている．

MLs は，感受性のよいグラム陽性球菌や一部のグラム陰性桿菌に有効であるとともに，細胞内寄生病原体（*Mycoplasma pneumoniae*，*Chlamydophila pneumoniae*，*Chlamydia trachomatis*，*Ureaplasma urealyticum*，*Legionella* 属）に対する強い活性をもつ．また，*Mycobacterium avium* complex（MAC）などの非結核性抗酸菌，スピロヘータ（*Borrelia burgdorferi*，*Treponema pallidum*），トキソプラズマ・マラリアなどの原虫にも活性を認める．

KLs は，MLs 耐性菌に対しても抗菌力を発揮し，グラム陽性菌，グラム陰性菌，嫌気性菌，細胞内寄生病原体に有効である．

TCs は，グラム陽性菌，グラム陰性菌に幅広い抗菌力を有していたが，耐性菌が増加している．また，細胞内寄生病原体やリケッチャにも有効で，抗酸菌の一部，スピロヘータ，マラリア原虫にも効果を示す．

LCMs は，前述の抗菌活性以外に *Toxoplasma gondii*・*Pneumocystis jirovecii* などにも活性をもつ．

□ 耐性動向

MLs や TCs では，耐性菌が問題となっている．薬剤の耐性状況は，国内の情報だけではなく，自分の施設での情報を把握するように努める必要がある．

MLs に対する黄色ブドウ球菌の耐性率は，メチシリン感受性株（MSSA）で 10% 前後，メチシリン耐性株では 90% 以上に達している．肺炎

[*]奈良県立医科大学　感染症センター　[**]奈良厚生会病院　感染制御室

表 1　わが国で承認を受けている薬剤の種類，剤形

系統		一般名	略号	おもな商品名	剤形
マクロライド系	（14員環）	エリスロマイシン	EM	エリスロシン®	DS，顆粒，錠剤，注射，軟膏
		クラリスロマイシン	CAM	クラリス®，クラリシッド®	錠剤，DS
		ロキシスロマイシン	RXM	ルリッド®	錠剤
	（15員環）	アジスロマイシン	AZM	ジスロマック®	錠剤，細粒，カプセル，DS（成人用）
	（16員環）	ジョサマイシン	JM	ジョサマイシン®，ジョサマイ®	錠剤，DS，シロップ
		アセチルスピラマイシン	AC-SPM	アセチルスピラマイシン®	錠剤
		ミデカマイシン	MDM	メデマイシン®	カプセル
		酢酸ミデカマイシン	MDM	ミオカマイシン®	錠剤，DS
		ロキタマイシン	RKM	リカマイシン®	錠剤，DS
ケトライド系		テリスロマイシン	TEL	ケテック®	錠剤
テトラサイクリン系		塩酸テトラサイクリン	TC	アクロマイシン®	粉末，錠剤，軟膏
		塩酸オキシテトラサイクリン	OTC	テラマイシン®	軟膏
		塩酸デメチルクロルテトラサイクリン	DMCTC	レダマイシン®	カプセル，軟膏
		塩酸ドキシサイクリン	DOXY	ビブラマイシン®	錠剤
		塩酸ミノサイクリン	MINO	ミノマイシン®	錠剤，カプセル，顆粒，注射
リンコマイシン系		塩酸リンコマイシン	LCM	リンコシン®	カプセル，注射
		クリンダマイシン	CLDM	ダラシン®，ダラシン®S	カプセル，注射，ゲル

DS：ドライシロップ

球菌のMLs耐性機序には，リボゾーム変異（*ermB*遺伝子由来）と薬剤排出促進（*mefA*遺伝子由来）とがある．前者はすべてのMLsに高度耐性を示し，後者は14，15員環MLsに軽・中等度耐性を示す．わが国の肺炎球菌のMLs耐性率は70～80％にも及び，その半数は高度耐性菌である[1]．A群溶血性レンサ球菌もMLs耐性率が増加傾向にある．わが国では2000年頃から*Mycoplasma pneumoniae*のMLs耐性株が分離されはじめ，増加を続けている[2]．耐性機序は23SリボゾームRNAのドメインVにおける点変異と報告されている．

KLsは，MLsに耐性を示すMSSA，肺炎球菌，レンサ球菌にも抗菌力を示す．これは，MLsが23SリボゾームRNAのドメインVのみに結合するのに対し，KLsがドメインVとドメインIIの2ヵ所に結合できることによる．また，KLsは構造的に耐性誘導能が低いという特徴ももっている．

TCsに対する耐性機序には，薬剤排出促進によるものとribosomal protection proteinによるものとがある．前者はテトラサイクリン（TC）にのみ影響するが，後者はドキシサイクリン（DOXY）やミノサイクリン（MINO）にも影響する．黄色ブドウ球菌，肺炎球菌，レンサ球菌や大腸菌に対して50～70％の耐性率を示す．

LCMsの耐性機序には，リボゾーム変異，不活化酵素，細胞外膜の透過性低下によるものなどがある．MSSAでは大部分が感受性である一方，MRSAでは90％以上が耐性である．レンサ球菌では耐性率は低いが，肺炎球菌ではリボゾーム変異による耐性が増加している．嫌気性菌に対する耐性率は，*Bacteroides*属で5～10％，*Peptostreptococcus*属で10～20％程度である．

□ **第一選択薬となる感染症**

MLs，KLs，TCは，抗微生物スペクトラムが漠然と広い一方で，耐性菌が増加傾向にあり，臨床的な役割が把握しがたい抗菌薬である．そのた

表2 各抗菌薬の抗微生物スペクトラム

	マクロライド系 抗菌薬（MLs）	ケトライド系 抗菌薬（KLs）	テトラサイクリン系 抗菌薬（TCs）	リンコマイシン系 抗菌薬（LCMs）
グラム陽性菌	黄色ブドウ球菌（MSSA） A群溶血性レンサ球菌 肺炎球菌 ジフテリア菌 炭疽菌 ＊耐性の動向に注意	黄色ブドウ球菌（MSSA） A群溶血性レンサ球菌 肺炎球菌 ＊MLsより耐性が少ない	黄色ブドウ球菌 レンサ球菌 肺炎球菌 ＊耐性に注意	黄色ブドウ球菌（MSSA） A群溶血性レンサ球菌 肺炎球菌 ＊耐性に注意
グラム陰性菌	モラクセラ・カタラーリス 百日咳菌 バルトネラ菌 カンピロバクター ヘリコバクター ＊AZMがやや強い傾向	モラクセラ・カタラーリス インフルエンザ菌 百日咳菌 ＊AZMと同程度	ビブリオ菌 腸内細菌群 ブドウ糖非発酵菌 （緑膿菌以外） ＊耐性に注意	無効
嫌気性菌	ペプトストレプトコッカス プレボテラ ＊Bacteroides fragilis, Clostridium difficileは無効	ペプトストレプトコッカス プレボテラ ＊Bacteroides fragilis, Clostridium difficileは無効	活性はあるが，アクネ菌以外にはほとんど用いない	Bacteroides fragilisを含め有効 ＊Clostridium difficileは無効
細胞内寄生病原体	マイコプラズマ クラミドフィラ レジオネラ クラミジア ウレアプラズマ	マイコプラズマ クラミドフィラ レジオネラ クラミジア ウレアプラズマ	マイコプラズマ クラミドフィラ レジオネラ クラミジア	
その他	非結核性抗酸菌 スピロヘータ マラリア原虫 トキソプラズマ原虫		リケッチャ 非結核性抗酸菌 ノカルジア 放線菌 スピロヘータ マラリア原虫	Pneumocystis jirovecii トキソプラズマ原虫

め，これらの薬剤が第一選択薬となる感染症と代替薬として使用する感染症とを分けて考える必要がある．

MLsは，細胞内寄生病原体による感染症，すなわち*Mycoplasma*，*Chlamydophila*，*Legionella*による肺炎や*C. trachomatis*，*U. urealyticum*による尿道炎・子宮頸管炎に第一選択薬として使用される．百日咳，ネコひっかき病，細菌性血管腫症，*Campylobacter jejuni*腸炎，軟性下疳などの一部のグラム陰性菌による感染症も第一選択薬となる．MLsは，*Helicobacter pylori*感染症やMAC感染症には他剤と併用しながら用いられる．また，びまん性汎細気管支炎をはじめとする慢性下気道感染症や慢性副鼻腔炎などの慢性感染症に対するMLs長期治療の有効性が知られている．

KLsは，肺炎球菌やレンサ球菌の耐性が少ないことから，市中肺炎や細菌性咽頭炎・扁桃炎にはMLsよりも選択しやすいが，安易な濫用は慎むべきである．したがって，KLsが第一選択薬でなければならない感染症は少なく，KLsの感染症治療における位置づけは今後の課題であると考える．

TCsも，広域なスペクトラムを有しているが，第一選択薬とすべき感染症は限定される．リケッチャ症（ツツガムシ病，日本紅斑熱など），Q熱（*Coxiella burnetii*），レプトスピラ症，スピロヘータ感染症（ライム病，回帰熱など），ビブリオ感染症などにTCsを第一選択薬として用いる．

抗菌薬が多くなった今，LCMsが第一選択薬となる感染症は少ない．*Bacteroides fragilis*やペニシリン耐性嫌気性菌による感染症，すなわち腹

表3　各抗菌薬のおもな副作用

マクロライド系抗菌薬（MLs）	ケトライド系抗菌薬（KLs）	テトラサイクリン系抗菌薬（TCs）	リンコマイシン系抗菌薬（LCMs）
消化器症状 ＊EMで強い 肝障害 QT延長，心室性不整脈 皮疹	消化器症状 肝障害 ＊重篤なこともある 意識消失発作 ＊車の運転などは避ける 眼のかすみ	消化器症状 発疹 歯牙の着色 骨形成不全 歯エナメル質形成不全 前庭神経症状（MINO） 腎障害	消化器症状 肝障害 発疹 偽膜性腸炎 急速静注：血圧低下，心停止

腔内感染症，婦人科領域感染症が対象となる．また，クロストリジウムやA群β溶血性レンサ球菌による壊死性筋膜炎・筋炎では，ペニシリン＋クリンダマイシン（CLDM）が第一選択薬となる．これは，増殖期にない細菌に対して無効であるペニシリンに対してCLDMはいかなる時期でも細菌の蛋白合成を阻害して効果を発揮すること，CLDMが細菌の毒素産生抑制やM蛋白産生阻害により貪食を容易にすることなどが理由である[3]．

□ 副作用，薬物相互作用

抗菌薬を使用する際，安全性に注意する必要があり，副作用（表3）や薬物相互作用に注意する[4]．特に，薬物相互作用は事前に把握可能で，避けることができるので，各薬剤について知っておくべきである．

MLsとKLsは，肝臓でおもにCYP3A4という酵素で代謝される．代謝を受ける際にCYP3A4と複合体を形成し，それが不可逆的であることから，CYP3A4の作用が抑制されることになる．そのため，同じ代謝酵素を利用している他の薬剤との薬物相互作用，つまり，代謝の拮抗が問題となることが多い．MLsでは，エリスロマイシン（EM），クラリスロマイシン（CAM），アジスロマイシン（AZM）の順に影響が強い．ピモジド，エルゴタミン含有製剤，シサプリドは併用禁忌である．テオフィリン，ジソピラミド，ベンゾジアゼピン系薬剤，シンバスタチン，シクロスポリン，タクロリムス，イトラコナゾール，リファンピシン，リファブチン（特にMAC感染症時のCAMとの併用）などは併用注意薬となっている．

TCsも多くの薬剤との相互作用が知られている．カルシウム・マグネシウム，アルミニウム・鉄などとはキレート結合をして，不溶性となるため吸収が阻害される．ワーファリンなどの抗凝固薬の作用増強，スルホニルウレア系血糖降下薬の作用増強，メソトレキセートの作用増強，ジゴキシンの血中濃度上昇などがあり，注意が必要である．

LCMsとEMを併用すると，EMのほうがリボゾーム50Sサブユニットへの親和性が高いため，LCMsの作用が減弱する．LCMsには筋収縮抑制作用があるため，末梢性筋弛緩薬との併用でその作用が増強する．シクロスポリンとの併用で，その作用を減弱させる可能性がある．アンピシリン，アミノフィリン，グルクロン酸カルシウム，硫酸マグネシウムなどの薬剤との混注は避ける必要がある．

文　献

1) 舘田一博：マクロライド・ケトライド系抗菌薬．日本臨牀 65（増刊号2）：343-347, 2007
2) Morozumi M, Iwata S, Hasegawa K, et al：Increased macrolide resistance of *Mycoplasma pneumoniae* in pediatric patients with community-acquired pneumonia. Antimicrob Agents Chemother 52：348-350, 2008
3) Bisno AL, Stevens DL：Streptococcal infections of skin and soft tissues. New Engl J Med 334：240-245, 1996
4) 渡辺　彰，編：抗菌薬臨床ハンドブック．ヴァンメディカル，東京，2006

■ 抗菌薬各論

4．キノロン系薬とアミノグリコシド系薬の特徴と適応

関　雅文[*]　河野　茂[*]

- キノロン系とアミノグリコシド系薬は濃度依存性の抗菌活性を有する．
- グラム陽性菌に対しても抗菌活性を有する「レスピラトリーキノロン」の開発が相次いでいる．
- アミノグリコシド系薬は緑膿菌への感受性が比較的保たれており，「院内肺炎ガイドライン」でも「切り札」的位置づけがなされている．

Key Words　緑膿菌，肺炎ガイドライン，レスピラトリーキノロン，適正使用

　キノロン系薬とアミノグリコシド系薬は，ペニシリン系薬をはじめとするいわゆるβ-ラクタム系抗菌薬とは対照的に，濃度依存性の抗菌活性（PK-PD理論では，AUC/MICやC_{max}/MICなどのパラメータに依存[1]）を有し，おもにグラム陰性桿菌をターゲットとする．

　しかし，近年では，キノロン系薬では「レスピラトリーキノロン」と呼ばれる，呼吸器感染症の主要な原因菌である肺炎球菌などグラム陽性球菌にも抗菌活性を有する抗菌薬の開発が相次ぎ，その用途はさらに広がりをみせている．

　耐性菌の増加を防ぐためにも，これらの薬剤の使用は特に注意を要する．今回はこれらの特徴とその適応に関して概説する．

□ キノロン系薬

　細菌のDNAジャイレースとトポイソメラーゼⅣを阻害し，殺菌的に作用する．好気性グラム陰性桿菌全般に広く抗菌活性を有する一方，グラム陽性球菌への抗菌活性は一般に低かった．嫌気性菌にはほとんどが無効である[2]．

　ただし，近年開発されたトスフロキサシン，レボフロキサシン（高用量），スパルフロキサシン，ガチフロキサシン，モキシフロキサシン，ガレノ

表1　代表的なキノロン薬（経口）

（オールド）キノロン
ナリジクス酸（NA）…商品名　ウィントマイロン®
ピロミド酸（PA）…商品名　パナシッド®
ニューキノロン（第3世代キノロン　フルオロキノロンがむしろふさわしい呼称，略称FQs）
ノルフロキサシン（NFLX）…商品名　ノフロ®，バクシダール®
オフロキサシン（OFLX）…商品名　タリビッド®
シプロフロキサシン（CPFX）…商品名　シプロキサン®など
トスフロキサシン（TFLX）…商品名　オゼックス®，トスキサシン®
ロメフロキサシン（LFLX）…商品名　バレオン®，ロメバクト®
レボフロキサシン（LVFX）…商品名　クラビット®
ニューキノロン（第4世代キノロン　エイトメトキシキノロン　EMQ）
ガチフロキサシン（GFLX）…商品名　ガチフロ®
モキシフロキサシン（MFLX）…商品名　アベロックス®
ガレノキサシン（GRNX）…商品名　ジェニナック®
シタフロキサシン（STFX）…商品名　グレースビット®

[*]長崎大学大学院医歯薬学総合研究科　感染免疫学講座（第二内科）

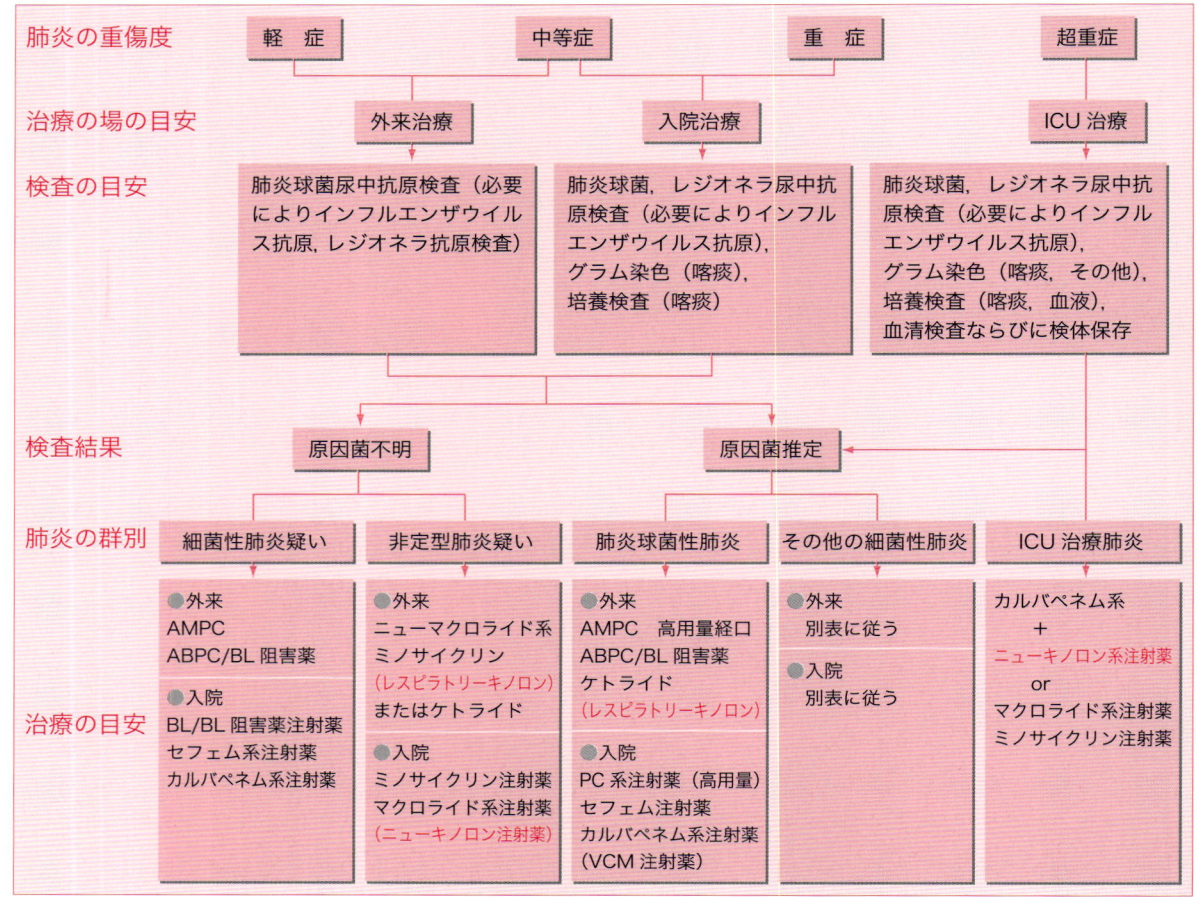

図1 成人市中肺炎初期治療の基本フローチャート（2007）
（日本呼吸器学会：成人市中肺炎診療ガイドライン（正本版），2007[3]より）

キサシン，シタフロキサシン（**表1**）などは，肺炎球菌を含むレンサ球菌にも有効であり，ペニシリン耐性肺炎球菌（PRSP）による肺炎にも使用されることが多く，「レスピラトリーキノロン」と称される．さらに，クラミドフィラ（クラミジア），マイコプラズマ，レジオネラなど，いわゆる非定型病原体による感染症にも有効であり，その用途はきわめて広い．

体内動態では，ノルフロキサシンを除き，経口摂取により消化管からよく吸収される．体液中への移行は良好で，腎臓から排泄される．

注射用キノロン系薬としては，わが国ではシプロフロキサシンやパズフロキサシンの2剤があり，重症グラム陰性桿菌感染症やβ-ラクタム耐性の重症感染症，非定型病原体による感染症に対して用いられる．また，レボフロキサシンの注射薬も，わが国での登場が待たれているところである．

グラム陰性桿菌に活性が強いことから，慢性下気道感染症の急性増悪や院内肺炎，尿路感染症や消化管感染症に適している．また，骨髄炎にも有効である．重症である場合にはβ-ラクタム系と併用される場合も多く，現在の抗菌化学療法の現場において，なくてはならない代表的な抗菌薬の一つと言えよう．

市中肺炎においては，前述したように，ペニシリン耐性菌が増加しつつあるため，キノロン系抗菌薬はあくまでも「切り札」的存在として位置づけられる[3]（**図1**）．特に近年はモキシフロキサシンやガチフロキサシン，ガレノキサシン，シタフロキサシンに代表される「レスピラトリーキノロ

16

表2　成人院内肺炎（HAP）ガイドラインにおけるキノロン系薬・アミノグリコシド系薬の位置づけ

I群	軽症，中等症肺炎 危険因子なし	1）第二世代セフェムあるいは抗緑膿菌（−）第三世代セフェム 2）経口または注射用フルオロキノロン 3）クリンダマイシン＋モノバクタム
II群	軽症肺炎 危険因子あり	I群もしくはIII群の場合のいずれかの選択を主治医が決定する 以下の抗菌薬の選択も可能である 1）抗緑膿菌（＋）第三世代セフェムや第四世代セフェム 2）カルバペネム系薬
III群	中等症肺炎 危険因子あり または重症肺炎	1）抗緑膿菌（＋）β-ラクタム（抗緑膿菌（＋）第三世代セフェムや第四世代セフェム，カルバペネム） 　　±フルオロキノロン or アミノ配糖体 2）注射用フルオロキノロン±カルバペネム 3）MRSAを原因菌として否定できない場合 　　1）or 2）＋グリコペプチド（テイコプラニン，バンコマイシン） 　　or アルベカシン 4）レジオネラ肺炎を否定できない場合 　　1）or 2）のうちフルオロキノロンを選択する．もしくは 　　抗緑膿菌（＋）β-ラクタム＋マクロライド or リファンピシン
IV群	特殊病態下の肺炎 IV-1 免疫能低下	
	IV-1-a 好中球減少	1）抗緑膿菌（＋）β-ラクタム（抗緑膿菌（＋）第三世代セフェムや第四世代セフェム，カルバペネム）±アミノ配糖体 2）注射用フルオロキノロン±クリンダマイシン
	IV-1-b 細胞性免疫不全	第三，第四世代セフェム，カルバペネム
	IV-1-c 液性免疫不全	レジオネラを含めた細菌性肺炎の治療として，III群の選択薬にマクロライドもしくはフルオロキノロンを追加併用する．
	IV-2 人工呼吸管理下	1）早期VAP：β-ラクタマーゼ阻害薬配合β-ラクタム 　　　　　　or 第二・第三世代セフェム±フルオロキノロン 2）晩期VAP：抗緑膿菌（＋）β-ラクタム or フルオロキノロン 　　　　　　or カルバペネム＋アミノ配糖体 　　　　　　or ミノサイクリン±グリコペプチド
	IV-3 誤嚥	クリンダマイシン，β-ラクタマーゼ阻害薬配合ペニシリン，カルバペネム系薬

（日本呼吸器学会：成人院内肺炎診療の基本的考え方，2002[5]より）

ン」の開発がさらに進み，元来適応のなかった一般細菌による市中肺炎に対して目覚ましい治療効果が見られている．もちろん，マイコプラズマやクラミドフィラなど「非定型肺炎」，そしてレジオネラ症に代表される超重症肺炎においても選択すべき抗菌薬としてあげられる．ただし，高齢者を中心にキノロン耐性肺炎球菌の分離が報告されつつあり[4]，キノロン系抗菌薬の「適正使用」が厳に求められている．

院内肺炎においても，キノロン系抗菌薬は重症肺炎に対する重要な抗菌薬として位置づけられる（**表2**）[5]．旧ガイドラインでも危険因子（基礎疾患など）を有する軽症から重症の院内肺炎症例において「切り札」と位置づけられており，免疫低下や人工呼吸管理下，誤嚥などの「特殊病態」における院内肺炎症例に関しては特に危険なため，キノロン系抗菌薬が選択される機会はきわめて多いと言えよう．新ガイドラインにおいても，特に予後不良とされる院内肺炎患者群（C群）に対する重要な選択薬としてあげられている[6]．

前述したように，嫌気性菌にはほとんど無効なため，誤嚥もある場合はクリンダマイシンなどと併用されることも多い．キノロン系薬と他の抗菌薬との併用は，重症感染症に対する抗菌化学療法

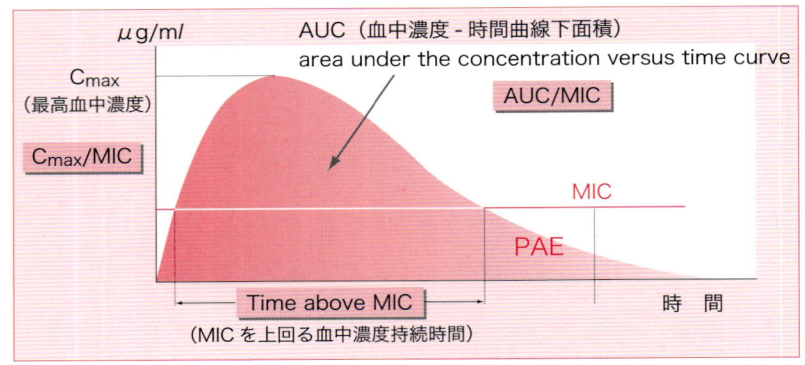

図2 PK-PD理論のおもなパラメータ
（三鴨廣繁：抗菌薬のPK-PDデータブック，ユニオンエース，東京，2007[1]）

表3 代表的なアミノグリコシド系薬

抗結核菌作用のあるもの
ストレプトマイシン（SM）
カナマイシン
抗緑膿菌作用のあるもの
ゲンタマイシン（GM，商品名ゲンタシン®）
トブラマイシン（TOB，商品名トブラシン®）
アミカシン（AMK，商品名アミカシン™）
抗MRSA作用のあるもの
アルベカシン（商品名ハベカシン®）

の代表的投与法の一つである．ただし，近年注目を集めている抗MRSA薬のザイボックス®とは拮抗するとされているため併用は避けたほうがよい，と考えられる．

□ アミノグリコシド系薬

細菌のリボゾームに作用し，蛋白合成を阻害して殺菌的に作用する[2]．抗菌活性は濃度依存性（C_{max}/MIC，**図2**[1]）であり，血中濃度が高いほど殺菌作用が高い．また，アミノグリコシド系では，比較的長時間のPAE：post antibiotic effect（MICよりも血中濃度が下がっても細菌を抑制する効果が持続する現象：図2）が特徴的である．

グラム陽性球菌の一部と好気性グラム陰性桿菌に対して有効であり，レンサ球菌に対する活性は弱い．嫌気性菌に対しては無効である．消化管からの吸収は不良である．ペニシリン系薬，セフェム系薬との併用で相乗効果が得られ，重症のグラム陰性桿菌感染症に使用されることが多い．

具体的には，（表3）のような抗菌薬があげられ，抗結核薬としておもに使われるストレプトマイシンやカナマイシンのほか，ゲンタマイシン，トブラマイシン，アミカシンは院内発症の腸内細菌群，緑膿菌感染症に有用である．アンピシリン，ペニシリン，バンコマイシンと併用して，ゲンタマイシン感受性のレンサ球菌，腸球菌による心内膜炎などの重症感染症にも用いる．抗緑膿菌作用を持つピペラシリンと併用して緑膿菌感染症に用いることも多い．トブラマイシンは吸入にて，緑膿菌による慢性下気道感染症に対して用いられることもある．

アミカシンはカナマイシンを半合成したものであり，ゲンタマイシンやトブラマイシンよりも分解酵素に安定である．このためゲンタマイシン，トブラマイシンに耐性のグラム陰性桿菌感染症に有効であることがある．

アルベカシンはMRSAに対しても，優れた抗菌力を有する．腎から排泄されるので，腎機能障害のある患者では維持量を半減して用いる．1日2回投与が一般的であったが，PK-PD理論に基づく1日1回投与の有用性が確認され，さらに，ピーク値を9〜20 mg/ml まで高めることが推奨されつつある．

アミノグリコシド系薬は，院内肺炎においては，キノロン系薬と同様，緑膿菌を標的とする代表的な抗菌薬と位置づけられている（**表2**）[5]．近年では緑膿菌の耐性化が進んでいるが，その中で比較的アミノグリコシド系への感受性が保たれており，新ガイドラインではさらにその重要性が強調されている[6]．

いずれにしてもアミノグリコシド系薬を使用する場合は，有効性と安全性の確保のため血中濃度

モニタリング（TDM）を行う．ゲンタマイシン，トブラマイシンではピーク濃度を 4〜10 μg/ml に，トラフ値を 1.5〜2.0 μg/ml に保つ．

基本的な副作用は腎毒性と耳毒性である．腎機能の低下は一般に軽度であり，尿量が低下することはほとんどなく可逆性である．一方，耳毒性は不可逆性のことが多く，より厳重な注意が必要である．

おわりに

今回，概説したキノロン系，アミノグリコシド系薬はいずれも，重症の耐性菌感染症に「切り札」的に使用されることが多い．その特性を適確に把握し，他の抗菌薬との併用をはじめ，効果的に使用することが望まれる．

文　献

1) 三鴨廣繁：抗菌薬の PK-PD データブック，ユニオンエース，東京，2007
2) 三笠桂一：56 抗菌薬．ポケット版治療薬 up to date, pp. 607-613，メディカルレビュー社，大阪，2007
3) 日本呼吸器学会：成人市中肺炎診療ガイドライン（正本版），2007
4) Yokota S, Sato K, Kuwahara O, et al：Fluoroquinolone-Resistant *Streptococcus pneumoniae* Strains Occur Frequently in Elderly Patients in Japan. Antimicrobial Agents Chemother 46：3311-3315：2004
5) 日本呼吸器学会：成人院内肺炎診療の基本的考え方，2002
6) 日本呼吸器学会：成人院内肺炎診療ガイドライン，2008

■ 抗菌薬各論

5．グリコペプチド系・オキサゾリジノン系・ストレプトグラミン系抗菌薬の特徴と適応

石川　周[*]

- グリコペプチド系（バンコマイシン，テイコプラニン），オキサゾリジノン系（リネゾリド），ストレプトグラミン系（キヌプリスチン・ダルホプリスチン）の抗菌薬はいずれもMRSAやVREなど耐性菌治療薬として登場．
- 使用に当たっては起炎菌が他の抗菌薬に感受性のない耐性菌であることを確認して使用する，さらなる耐性菌防止のために適切な用法用量および投与期間を考慮する，除菌目的には使用しないなどが重要．
- 医療経済上いずれの薬剤もきわめて高価であることを忘れてはいけない．

Key Words バンコマイシン（VCM），テイコプラニン（TEIC），リネゾリド（LZD），キヌプリスチン・ダルホプリスチン（QPR/DPR），MRSA，VRE

近年多剤耐性菌による院内感染菌の蔓延が問題となってきている．なかでもメチシリン耐性黄色ブドウ球菌（methicillin-resistant *Staphylococcus aureus*：MRSA），バンコマイシン耐性腸球菌（vancomycin resistant *Enterococcus*：VRE），そして多剤耐性緑膿菌（multi drug resistant *Pseudomonas aeruginosa*：MDRP）がもっとも問題となっている．特に高齢者の難治性感染症やICUなどでは，これら耐性菌が起炎菌となった場合にはその治療は容易ではない．ここではMRSAやVREに対して適応が認められているグリコペプチド系・オキサゾリジノン系・ストレプトグラミン系抗菌薬についてその特徴と適応についてまとめてみた．これらの薬剤はMRSAやVRE治療の最終選択剤となりうるので用法関連注意を熟読のうえ，適正使用に努めることが重要である．表1に各薬剤の特徴をまとめた[1]．

□ グリコペプチド系

グリコペプチド系にはバンコマイシン（vancomycin：VCM，塩酸バンコマイシン®），テイコプラニン（teicoplanin：TEIC，タゴシッド®）がある．両薬剤はMRSAに対して有効な薬剤として登場してきた．VCMの分子量は1485.7，TEICは1564.2〜1893.7とβ-ラクタム系やアミノグリコシド系などと比較して大きいため細胞膜を通過しにくく，外膜を有するグラム陰性菌には無効となっている．グリコペプチド系薬剤の作用は細菌の細胞壁合成阻害により殺菌的に作用するが，β-ラクタム系と異なり抗菌作用点はペプチドグリカン前駆体（ムレインモノマー）の末端のD-アラニル-D-アラニン部位に結合して，ムレインモノマーが細胞壁の一部として取り込まれるステップを阻害し，細胞壁の合成阻害により殺菌的に作用している．その作用はおもに時間依存性となっており，一定濃度以上を維持することが臨床効果と相関している．副作用として腎毒性があげられ，臨床効果と副作用を考慮して薬剤の血中濃度をモニタリング（therapeutic drug monitoring：TDM）し，適切な最小血中濃度（トラフ値）を維持することが大切である．

1．塩酸バンコマイシン

バンコマイシンは抗MRSA薬としてはもっとも使用経験が多い．注射剤と経口剤があり，経口投与では通常は腸管から吸収されない．注射剤では有効性を確保しかつ副作用の発現を避けるためにTDMを行う．腎排泄型の薬剤であり高齢者など腎機能障害患者への投与は，用法・用量の調

[*]刈谷豊田総合病院高浜分院　外科

表1 各種

分類	グリコペプチド系	
一般名，略号（剤型）	塩酸バンコマイシン VCM（500 mg 注，500 mg 散）	テイコプラニン TEIC（200 mg 注）
商品名	塩酸バンコマイシン，他（後発品あり）	タゴシッド®（後発品あり）
抗菌作用様式	殺菌的	殺菌的
分子量	1485.7	1564.3～1893.7
血漿蛋白結合率	34.30%	87.4～93.6%
血中半減期（健常人）	4.3～5.2時間	56時間
おもな排泄経路	腎排泄	腎排泄
特徴	代表的な抗MRSA薬，多用による耐性菌出現に注意	血中半減期がきわめて長い，VCMより腎障害少ない
抗菌力 グラム陽性菌	○	○
抗菌力 グラム陰性菌	×	×
おもな副作用	腎障害／第8脳神経障害／急速な投与による red neck（red mann）症候群	腎障害／第8脳神経障害／（腎障害はVCMより少ない）

適応菌種	注射剤 MRSA	注射剤 PRSP（塩野義のみ）	散剤のみ	MRSA
適応症 敗血症	○	○		○
感染性心内膜炎	○			
深在性皮膚感染症				○
慢性膿皮症				○
外傷・熱傷および手術創の二次感染	○			○
骨髄炎	○			
関節炎	○			
肺炎	○	○		○
肺膿瘍	○			
膿胸	○			○
慢性呼吸器病変の二次感染				○
腹膜炎	○			
化膿性髄膜炎	○	○		
感染性腸炎（MRSA，C. difficil）			○	
骨髄移植時の消化管内殺菌			○	

用法・用量（成人）	（散）感染性腸炎：1回 0.125～0.5 g×4回/日　骨髄移植時：1回 0.5 g×4～6回/日（他剤と併用）／（注）1日2gを4回または2回に分けて60分以上をかけて点滴静注	初日：400 mg または 800 mg を2回に分けて30分以上かけて点滴静注／以後：1日1回 200 mg または 400 mg を30分以上かけて点滴静注
高齢者	腎機能低下によりTDMを行い投与間隔を空ける	腎機能低下によりTDMを行い投与間隔を空ける
小児	40 mg/kg/day 分2～4	10 mg/kg を12時間ごと3回，以後6～10 mg/kg 1日1回
その他	HPMを用いた血液透析により血中濃度低下の報告あり	一般に血液透析によって除去されない
TDMの必要性	○	○
適切なピーク値（副作用発現域）	25～40 μg/ml（60～80 μg/ml 以上）	
適切なトラフ値（副作用発現域）	5～15 μg/ml（20～30 μg/ml 以上）	10～20 μg/ml（60 μg/ml 以上）
警告（添付文書）	本剤の耐性菌の発現を防ぐため，用法関連注意を熟読のうえ，適正使用に努める	
禁忌（添付文書）	本剤成分にショックの既往	本剤成分に過敏症の既往
原則禁忌（添付文書）	本剤，TEIC，ペプチド系，アミノグリコシド系抗生物質に過敏症の既往／上記薬剤で難聴，その他の難聴のある例	本剤，VCM，ペプチド系，アミノグリコシド系抗生物質に過敏症の既往／上記薬剤で難聴，その他の難聴のある例
慎重投与（添付文書）	腎障害，肝障害，高齢者，低出生体重児，新生児	腎障害，肝障害，高齢者，低出生体重児，新生児
薬価　文献6)	（散）500 mg　3527.7円（後発品2333.0円）／（注）500 mg　3411.0円（後発品2319～1815円）	（注）200 mg　7391.0円（後発品5174円）

薬剤の特徴

オキサゾリジノン系	ストレプトグラミン系
リネゾリド LZD（600 mg 300 ml 点滴バッグ，600 mg 錠）	キヌプリスチン・ダルホプリスチン QPR/DPR（500 mg 注）3：7 の配合剤
ザイボックス®	シナシッド®
静菌的	殺菌的
337.3	QPR：主成分 1022.2　DPR：690.8
31%	QPR：87.9〜93.8%　DPR：11〜26%
4.2〜5.4 時間	1.11 時間（QPR：1.31, DPR：0.90 時間）
腎排泄	胆汁中排泄
組織移行性良好，腎障害にも使用しやすい，注射と内服の血中レベルが類似	VREF のみに適応，本邦での使用例が少ない，薬剤の溶解・希釈に注意必要
○	○
×	×
骨髄抑制（血小板減少・貧血など）	注射部位反応 肝障害 関節痛・筋痛

MRSA	VREF（バンコマイシン耐性 E. feacium）*	VREF（バンコマイシン耐性 E. feacium）*
○	各種感染症	各種感染症
○		
○		
○		
○		
	×	×

（錠）1 回 600 mg を 12 時間ごとに内服 （注）1 回 600 mg を 12 時間ごとに 30 分〜2 時間かけて点滴静注	1 回 7.5 mg/kg，1 日 3 回，60 分かけて点滴静注 （溶解には 5%ブドウ糖液 5 ml または注射用水を用いる） （希釈には 5%ブドウ糖液 200〜250 ml で希釈，10%マルトース液でも可） （投与直後に 5%ブドウ糖液で静脈をフラッシュ）	
成人と同じ	慎重投与，必要に応じて投与回数を減らす	
安全性が確立されていない	安全性が確立されていない	
血液透析により急速な消失あり	腹膜透析や血液透析では除去されない	
本剤の耐性菌の発現を防ぐため，用法関連注意を熟読のうえ，適正使用に努める	本剤の耐性菌の発現を防ぐため，用法関連注意を熟読のうえ，適正使用に努める	
本剤の成分に過敏症の既往	本剤の成分または他のストレプトグラミン系抗生物質(ミカマイシンなど)に対して過敏症の既往 スパルフロキサシン，ピモジド，キニジンまたはシサプリドを投与中の患者	
	重篤な肝障害のある患者	
腎障害，貧血，白血球減少，血小板減少などの骨髄抑制がある患者 骨髄抑制作用を有する薬剤との併用が必要な患者 感染症のため長期にわたり他の抗菌薬を本剤の投与前に投薬されていた，あるいは，本剤と併用して投与される患者 14 日を超えて本剤を投与される可能性のある患者 体重 40 kg 未満 授乳婦	肝障害のある患者 腎障害のある患者	
（錠）600 mg　13005.9 円 （注）600 mg　17861.0 円	（注）500 mg　15234.0 円	

*：VREF バンコマイシン耐性エンテロコッカス・フェシウム（エンテロコッカス・フェカリスには抗菌力弱く適応ではない）

整が必要であるが，適切なトラフ値を得るために一回投与量は変更せず投与間隔を空けることが必要と考えられている．副作用としては腎障害，第8脳神経障害，急速な静注投与時のヒスタミン遊離による Red neck（red man）症候群などがある．また，血管刺激性も強く 500 mg を 100 ml 以上に溶解して使用する．TDM における有効域として点滴終了後 1～2 時間後（ピーク値）：25～40 μg/ml，トラフ値 5～15 μg/ml が望ましい．ピーク値 60～80 μg/ml 以上，トラフ値 20～30 μg/ml 以上が継続すると副作用（腎障害）が発現する可能性が大きい．

注射剤の適応菌種には MRSA 以外にペニシリン耐性肺炎球菌（PRSP）がある．一方，内服剤の適応は，MRSA，*Clostridium difficile* による感染性腸炎ならびに骨髄移植時の消化管殺菌がある．

2．テイコプラニン

テイコプラニンは VCM と同様グリコペプチド系の薬剤である．TEIC の血清蛋白結合率は 90％前後と高く，血中半減期は 46～56 時間ときわめて長い．そのため本剤は 1 日 1 回投与が可能であるが，適切な血中濃度に到達するのに時間がかかるため，初回投与時のみ loading dose として 1 日 2 回投与が必要となっている．VCM 同様に腎機能低下時には TDM を用いた用法・用量の調整が必要である．副作用として腎障害，耳（第 8 脳神経）障害などがあるが，腎障害は VCM より少ないとされ，高用量使用の有効性も報告[2]されている．有効性を確保するためには投与開始後 3～5 日目（定常状態）に TDM を行い，トラフ値を 10～20 μg/ml に維持することが大切である．しかし，トラフ値 60 μg/ml を超えると血中クレアチニン値の変動（腎機能障害）が報告されている．適応菌種は MRSA のみである．

3．他の抗菌薬との併用療法

MRSA 感染症で問題となるのが，緑膿菌などのグラム陰性桿菌（GNR）との複数菌感染である．VCM や TEIC などのグリコペプチド系抗菌薬は GNR に対して抗菌力がなく，このような場合 β-ラクタム系抗菌薬などとの併用が必要となる．MRSA に対する併用療法では TEIC は VCM より相乗作用を示す場合が多いと報告[3]されている．

□ オキサゾリジノン系

オキサゾリジノン系抗菌薬にはリネゾリド（linezolid：LZD，ザイボックス®）がある．本剤は VRE 治療薬として登場してきたが，本剤はグラム陽性球菌に広く抗菌力を有しており現在では MRSA にも適応が拡大している．*Enterococcus faecalis* に対する抗菌力は *E. faecium* より弱いため，その適応は VREF（バンコマイシン耐性 *E. faecium*）となっている．腎障害は少なく，グリコペプチド系薬剤を腎障害などで避けたい場合には，本剤が使用可能となる．特徴としては組織移行性が優れているため，VCM にて効果が得られなかった MRSA 感染症に対しても有効性が報告されている[4,5]．

注射剤と経口剤があるが，両者の体内動態がきわめて類似していることより早期の注射剤から経口剤へのスイッチが可能である．副作用として骨髄抑制（血小板減少，貧血など）が報告されているので，投与期間に配慮する必要がある．週 1 回を目処に血液検査をすることが推奨され投与期間は 14 日以内が望ましい．

MRSA に対する適応拡大後は本剤の MRSA 感染症治療への使用頻度が増加している．しかし，すでに本剤耐性の VRE の報告もあり，他の抗 MRSA 薬が無効な場合あるいは不耐容の場合に本剤の使用を考慮すべきである．

□ ストレプトグラミン系

現時点で市販されているストレプトグラミン系抗菌薬はキヌプリスチン・ダルホプリスチン（QPR/DPR，シナシッド®）のみである．オキサゾリジノン系抗菌薬と同様，VCM 耐性菌感染症の治療薬として開発された新しい抗菌薬である．マクロライド系抗菌薬に類似している．細菌のリボソーム 50S に結合し，蛋白合成を阻害し抗菌作用を発揮する．元来は静菌的作用であるがキヌプリスチン：ダルホプリスチン＝3：7 の合剤になっており，両者は細菌体内で複合体を形成することで強い相乗効果を示し殺菌的作用となってい

る．本剤はMRSAやPRSPなどグラム陽性球菌に対して広く抗菌力を有しているが，*E. faecalis*に対しては弱く本邦での適応はLZDと同様にVREFのみとなっている．注射剤のみであるが，禁忌事項として同系統の抗生物質であるミカマイシン（現在外用剤として使用）に対して過敏症のある症例．本剤が肝チトクロムP450 3A4（CYP3A4）を阻害するため，これらによって代謝されるピモジド，キニジン，シサプルドの異常血中濃度上昇，また，スパルフロキサシン併用によるQT延長・不整脈があり，これらは併用禁忌となっている．副作用としては静脈炎，筋肉痛，関節痛がみられるが，肝代謝なので腎機能低下に対して投与量を調節する必要がない．肝障害があるため重篤な肝障害時には使用してはならない．また，溶液の溶解・希釈において注意事項があり，溶解には5％ブドウ糖液5 mlまたは注射用水，ここから必要量を採取し希釈液には5％ブドウ糖液200〜250 mlまたは10％マルトース液を使用する．さらに静脈炎予防の目的で投与直後に5％ブドウ糖液で静脈をフラッシュすることが明記されている．

文　献

1) 日本医薬品集フォーラム監修：日本医薬品集　医療薬2008年版．じほう，東京，2007
2) 上田康晴，野口周作，牧　真彦，他：Teicoplanin高用量投与の有用性と血中濃度．日化療会誌 55(1)：8-16, 2007
3) 佐藤吉壮，山藤　満，岩田　敏，他：Methicillin耐性*Staphylococcus aureus*に対するグリコペプチド系とβ-ラクタム系抗菌薬の*in vitro*併用効果．日化療会誌 54(2)：95-101, 2006
4) 稲葉　毅，福島亮次，池田佳史，他：外科的MRSA感染症4症例に対するLinezolidの使用経験．日外感染症会誌 4(4)：579-582, 2007
5) 加藤哲朗，佐藤文哉，堀野哲也，他：Linezolid使用例の臨床的背景とその臨床効果．日化療会誌 56(2)：202-205, 2008
6) 薬業研究会編集：保健薬事典Plus⁺—プラス—平成20年4月版．じほう，東京，2008

■ 抗菌薬各論

6. 抗菌薬の有効性を高める使い方～PK-PD を含めて～

三鴨 廣繁[*,**] 山岸 由佳[*,**]

- 抗菌薬・抗真菌薬の pharmacokinetics-pharmacodynamics（PK-PD）理論の臨床応用により，有効性を高める，有害事象を少なくするないしは防止する，薬剤耐性菌・耐性真菌の発現を抑制する，医療経済性に優れた投与法を行う，などのメリットがある．
- 抗菌薬・抗真菌薬の PK-PD 理論に関しては，基礎的研究は進展しているが，臨床研究が不足しているため，今後，抗菌薬・抗真菌薬の PK-PD 理論に関する臨床研究を進展させていく必要がある．

Key Words　抗菌薬，感染症，PK-PD

　1929 年のフレミングによるペニシリンの発見，1940 年のフローリーとチェインによるペニシリンの再発見以降，多くの優れた抗菌薬が開発され，細菌感染症の治療は急速な進歩を遂げた．多くの優れた抗菌薬が開発され，細菌感染症の治療は急速な進歩を遂げる一方で，薬剤耐性菌の増加，耐性菌の市中病院への蔓延，医療技術の進歩に伴う易感染性宿主の増加などが原因となったいわゆる難治性感染症の増加が臨床現場で問題になっている．薬剤耐性菌による感染症は，患者の予後を不良とし，入院期間の延長，コスト増大の大きな要因の一つとなる．新規抗菌薬の開発（創薬）が停滞している現在，既存の抗菌薬の上手な使い方を考える操薬，既存抗菌薬の適正使用が重要となっている．日本における抗菌薬の投与量は，欧米の 2 分の 1～5 分の 1 程度と低くなっていること，従来から日本で用いられてきた薬剤感受性の評価基準としてのブレイクポイントは，米国の抗菌薬の投与量を基にして定められた Clinical and Laboratory Standards Institute（CLSI）基準を用いていることは日本の臨床現場における重要な問題点である．さらに，日本では，minimal inhibitory concentration（MIC）値を測定している検査室も少ないという現状もある．

　抗菌薬の適正使用にあたっては，個人防衛・集団防衛・社会防衛の各観点から考える必要があることは言うまでもないが，もっとも重要なものは個人防衛の側面である．この側面からの「操薬」の目的は，「感染症を治癒させる」ことであり，その具体的方策の一つとして，抗菌薬の pharmacokinetics-pharmacodynamics（PK-PD）に関する研究の臨床応用があげられる．感染症治療において，PK-PD 理論を臨床応用することについては，IDSA/SHEA が発表した「抗菌薬適正使用管理プログラムに関するガイドライン」（Antimicrobial Stewardship Guideline）[1] の中でも「用量の最適化：個人別の患者背景，原因菌，感染部位，薬剤の薬物動態学的・薬力学的特徴（PK-PD）に基づいた抗菌薬投与の最適化は抗菌薬管理の重要な要素である」としてエビデンスレベル A-Ⅱ（推奨の強さ：良いエビデンスが存在する．エビデンスの質：一つ以上のランダム化されてはいないがよくデザインされた試験成績が存在する．）で推奨されている．2008 年に発表された日本呼吸器学会呼吸器感染症に関するガイドライン作成委員会が作成した成人院内肺炎診療ガイドライン[2] でも PK-PD 理論に基づいて治療薬剤の投与方法が決定されている．

□ PK-PD 解析の目的

　PK とは薬物動態（生体内での抗菌薬の濃度の推移），PD とは薬力学（抗菌薬の作用）のことで，PK-PD とは薬物動態と薬力学を組み合わせて，抗菌薬の有効性や安全性を評価する考え方で

[*] 愛知医科大学大学院医学研究科　感染制御学　　[**] 愛知医科大学病院　感染制御部

あり，抗菌薬の臨床効果が最大限得られるように，最適な用法・用量を設定するための指標となるのがPK-PDである．

抗菌薬のPK-PD理論の臨床応用には，個人防衛の側面から，①有効性を高める，②副作用を少なくするないしは防止する，集団防衛の側面から，③耐性菌の発現を抑制する，社会防衛の側面から，④費用対効果に優れた投与法を行う，などのメリットがある[3]．抗菌薬のPK-PD理論に関しては，基礎的研究は進展しているが，臨床研究に関しては現時点では報告が少ないため，今後，抗菌薬のPK-PD理論に関する臨床研究を進展させていく必要がある．

□ **PK-PD パラメータ**

種々の抗菌薬について効果と関連するPK-PDパラメータが主に動物モデルを使用して検討され，PK-PDパラメータとして，Time above MIC，C_{max}/MIC（最高血中濃度/MIC），AUC/MIC（Area Under the Curve/MIC：薬物血中濃度の時間に対する推移をプロットした薬物血中濃度-時間曲線と時間軸に囲まれる部分の面積．血液中に吸収された総薬物量の代替として用いる．）があることが示された．濃度依存性殺菌作用やPAE（PAEとは，「ある抗菌薬が微生物に短時間接触したあとに薬剤がなくなっても持続してみられる増殖抑制効果で，薬剤のsub-MIC効果によらないもの」と定義されている）を示す抗菌薬では，C_{max}/MIC や AUC/MIC が，時間依存性殺菌作用でPAEが短い抗菌薬ではTime above MICが効果と相関していること，時間依存性殺菌作用でもPAEを示す抗菌薬ではAUC/MICが効果と相関していることが明らかにされている[3～5]（図1，表1）．

□ **Therapeutic Drug Monitoring（TDM）**

治療中に測定した薬剤の血中濃度と，抗菌薬のPK-PDパラメータに基づいて，薬剤の適切な投与量や投与回数を決定し，副作用を回避するとともに有効性の増強を図る投与方法をTDMという．重篤な副作用をもつ，有効治療濃度域が狭い，あるいは個人によって薬物動態が変動する薬剤の

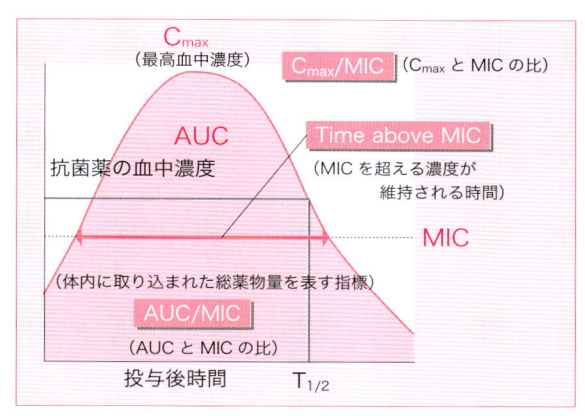

図1 PK-PD パラメータと抗菌薬一覧

場合，TDMを考慮する必要がある．抗菌薬の場合，腎毒性および耳毒性を持つ，アミノグリコシド系およびグリコペプチド系がTDMの対象となる．TDMでは，ピーク値と次の投与直前（トラフ値）の2点を測定し，population pharmacokinetics に基づき投与方法や投与間隔を調整する．

□ **臨床効果を予測する
　PK-PD パラメータのターゲット値**

PK-PDパラメータは，動物モデルによって検討された結果から，効果を予測するターゲット値（目標値）が示されている[6]．このターゲット値を達成できるように抗菌薬・抗真菌薬の投与量・投与方法を選択することで，有効性が期待できると考えられる[6]．

1．**増殖抑制作用**（static effect）

微生物の増殖抑制作用が得られる値（つまり，治療後の菌数が治療開始時と同じ数値を示すパラメータの値）．宿主免疫能がある程度保たれている患者においては，増殖抑制作用が得られるターゲット値を達成すると，有効性が期待できると考えられる[4,6]．

2．**最大殺菌作用**（maximum bactericidal effect）

最大の殺菌（真菌）作用が得られる値（つまり，それ以上値が高くても菌数の減少に差が認められない値）．易感染宿主で，患者自らの生体防御能で原因菌（真菌）を排除できない患者においては，最大殺菌作用が得られるターゲット値を達成する

表 1　PK-PD パラメータと各種抗菌薬

PK-PD パラメータ	投与方法	種類
C_{max}/MIC	1 回投与量を増量 1 日投与回数を減量	アミノ配糖体系 （キノロン系） ミカファンギン アムホテリシン B リポソーマル・アムホテリシン B
AUC/MIC	1 回投与量を増量	キノロン系 クラリスロマイシン アジスロマイシン ストレプトグラミン テトラサイクリン系 バンコマイシン フルコナゾール ボリコナゾール
Time above MIC (％T＞MIC，T＞MIC)*	分割投与を実施	ペニシリン系 セフェム系 モノバクタム系 カルバペネム系 クリンダマイシン フルシトシン

*PK-PD パラメータを指標とした一般的な投与方法を示す．患者の基礎疾患および免疫状態，感染症の種類や菌の種類，各抗菌薬の投与経路，PK-PD パラメータ，タンパク結合率および副作用などによって同系統の薬剤であっても投与方法は異なる．また，投与方法によっては，国内で承認されていない用法・用量となる場合があるので注意を要する．

表 2　PK-PD パラメータのターゲット値

抗菌薬・抗真菌薬	PK-PD パラメータ	ターゲット値
ペニシリン系薬	％T＞MIC	≧30％（増殖抑制作用），≧50％（最大殺菌作用）
セフェム系薬	％T＞MIC	≧40％（増殖抑制作用），≧60〜70％（最大殺菌作用）
モノバクタム系	％T＞MIC	不詳
カルバペネム系薬	％T＞MIC	≧20〜30％（増殖抑制作用）， ≧40〜50％（最大殺菌作用）
キノロン系薬	AUC/MIC	≧30（肺炎球菌），≧100〜125（ブドウ球菌，グラム陰性菌）
トリアゾール系	AUC/MIC	≧25
エキノキャンディン系（ミカファンギン）	C_{max}/MIC	≧3
ポリエン系（アムホテリシン B，リポソーマル・アムホテリシン B）	C_{max}/MIC	≧4
フルシトシン	％T＞MIC	≧25

と，有効性が期待できると考えられる[4,6]．

☐ PK-PD ブレイクポイント

　感染症の治療は，宿主病態レベルを考えた上で，治療を開始するが，その際に参考とするファクターの一つにブレイクポイントがある．ブレイクポイントとは，薬剤感受性試験により測定された抗菌薬のMICが有効（感性）か無効（耐性）かを二分するカットオフ値のことをいい，MICがブレイクポイントを下回れば有効（感性），上回れば無効（耐性）と判断される．ブレイクポイントには，ある細菌が抗菌薬に対して耐性か感受性かを判定する細菌学的ブレイクポイントと，感染症の治療において，臨床的に有効かどうかの判断を行う臨床的ブレイクポイントの二つの概念がある．細菌学的ブレイクポイントである，CLSIのブレイクポイントは，菌種別に抗菌薬の選択基準が表示されており，その選択基準に合った菌種と抗菌薬の組み合わせについてブレイクポイントが設定されている．感受性の判定は，通常，感性（Susceptible：S），中間（Intermediate：I），耐性（Resistant：R）で行われる．CLSI法はWHOの標準検査法でもあり，日本でも多くの検査室でCLSI法を採用している．CLSIブレイクポイントは，世界的に汎用されているブレイクポイントであるが，米国における用法・用量を基にブレイクポイントが設定されているため，米国との用法・用量が大きく異なる日本では，この値がそのまま適応できるかどうかは疑問である．さらに，CLSIのブレイクポイントはブレイクポイント設定の具体的な計算式が示されていないなどの問題点もある．その一方で，日本化学療法学会のブレイクポイントは，「抗菌薬の最高血中濃度」，「血中濃度半減期」，「組織移行性」および，「PAE（post antibiotic effect）の有無」など抗菌薬の特性」，の4項目に，それぞれ決められた数字が代入され，その抗菌薬において，80％以上の有効率が期待できるMICが感染症別に算出される．日本化学療法学会のブレイクポイントは，日本における常用投与量および組織移行性などの基礎データを基に感染部位別にブレイクポイントが設定されており，CLSIのブレイクポイントに比べ，日本の臨床により近い形でブレイクポイントが算出されているのが大きな特徴である．しかし，一方で，疾患が限られていることや，投与量レベルが1回用量のみに限定されていること，その他の用量や投与間隔が加味されていないことなどの問題もある．こうした背景を受け，新しいブレイクポイントとして，各種薬剤の特性と，抗菌薬の用法・用量ごとにブレイクポイントが設定された，PK-PDブレイクポイントが考え出されている．

　PK-PDブレイクポイントとは，開発治験の健常成人血中動態データを基に，効果と相関するPK-PDパラメータ（Time above MIC，AUC/MIC，Cmax/MIC）のターゲット値を達成できるMIC値（μg/mL）を，各投与法ごとに算出したものである[4〜8]．つまり，理論的には原因菌のMIC値がブレイクポイントを下回る場合は，増殖抑制作用または最大殺菌作用が期待でき，上回る場合は作用が期待しにくいと考えられる．PK-PDブレイクポイントは，効果と相関するPK-PDパラメータの目標値を達成できるMICをブレイクポイントして設定したものであるため，効果予測を定量的に表現できるなどのメリットがある．また，PK-PDブレイクポイントを算出することにより，日本国内で承認された投与量でのデータを出せること，1日の投与回数や点滴時間を考慮できることなどの特徴がある．ブレイクポイント算出時には，薬剤の血中濃度は，原則として，フリー濃度で検討することが重要であるとされている．また，PK-PDブレイクポイントは，健常人の血中濃度推移データを基に算出されているため，患者の病態によっては薬物動態が健常人と異なる場合がある．2008年に発表された日本呼吸器学会呼吸器感染症に関するガイドライン作成委員会が作成した成人院内肺炎診療ガイドライン[2]でも，院内肺炎における各種薬剤のPK-PDブレイクポイントが示されている．

☐ PK-PD 理論の臨床応用例

1．β-ラクタム系薬

　中等症以上の腹膜炎例において，メロペネム0.5g，1日3回/日投与群（A群），メロペネム1.0g，1日2回/日投与群にランダムに割り付け

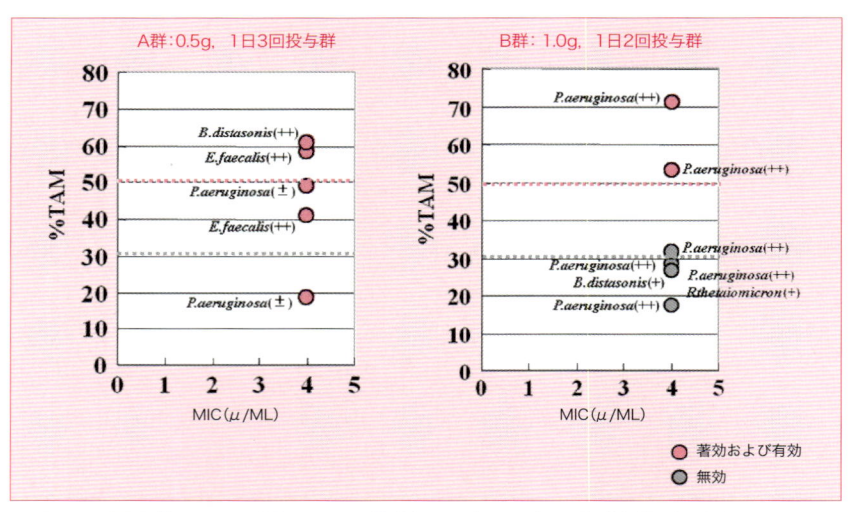

図2 原因菌のメロペネムMIC値が4μg/mlであった症例における%TAMと臨床効果の相関

表3 肺炎球菌による感染症症例におけるレボフロキサシンのPK-PDと臨床効果の検討

	Streptococcus pneumoniae LVFX MIC (μg/ml)	臨床効果	フリーAUC値	フリーAUC/MIC値
LVFX 100 mg ×3/日	0.125	有効	12.4	99.2
LVFX 100 mg ×3/日	0.25	有効	14.5	58.0
LVFX 100 mg ×3/日	0.5	無効	13.5	27.0
LVFX 200 mg ×2/日	0.25	有効	22.4	89.6
LVFX 200 mg ×2/日	0.5	有効	25.5	51.0
LVFX 200 mg ×2/日	1	無効	24.2	24.2
LVFX 500 mg ×1/日	0.5	有効	33.0	66.0
LVFX 500 mg ×1/日	1	有効	31.5	31.5

て，PK-PDと臨床効果の関係について検討した成績を示す．薬剤感受性は，CLSIの微量液体希釈法にしたがって測定した．血中濃度は，2ポイント測定し，ベイズ法によりシミュレーションカーブを作成し，% time above MIC（% TAM）値を得た．その中で，メロペネムのMIC値4μg/mLの菌株に注目し，それらの菌と％TAMと臨床効果の相関を検討した結果を**図2**に示した．カルバペネム系抗菌薬では，％TAM値が20～30％で増殖抑制作用効果，％TAM値が40～50％以上では最大殺菌作用効果が得られることが明らかにされている．A群では，5例中4例で％TAM値が30％以上の結果が得られ，％TAM値が30％以上の症例では，すべて臨床的に有効または著効を示した．その一方，B群では％TAM値が30％を下回る菌株が6例中3例認められ，それらはいずれも臨床効果は無効であった．このように，カルバペネム系抗菌薬では，％TAM値を考慮した抗菌薬の投与設計を実施することにより，より高い効果が得られることが明らかにされている．

2．キノロン系抗菌薬

肺炎球菌による呼吸器感染症症例に対して，レボフロキサシン100 mg，1日3回/日投与，レボフロキサシン200 mg，1日2回/日投与，またはレボフロキサシン500 mg，1日1回/日投与で治

療し，レボフロキサシンの肺炎球菌に対する薬剤感受性が明らかでかつ血中濃度が測定可能であった8症例について，PK-PDと臨床効果の関係について検討した成績を示した．薬剤感受性は，CLSIの微量液体希釈法にしたがって測定した．レボフロキサシンのフリー体血中濃度は，2ポイント測定し，ベイズ法によりシミュレーションカーブを作成し，AUC値を得た．なお，肺炎球菌による軽症〜中等症の感染症患者や免疫力低下がみられない感染症患者に対して効果が期待できるキノロン薬のAUC/MICターゲット値は少なくともAUC/MIC>30およびC$_{max}$/MIC≧3と報告されている．重症感染症や免疫力の低下がみられるグラム陰性菌またはブドウ球菌による感染症患者では，ターゲット値はAUC/MIC≧100〜125およびC$_{max}$/MIC≧8〜10が示唆されている．日本における以前の代表的な投与法であるレボフロキサシン1回100 mg，1日3回では，MIC値が0.5 μg/mLの菌株になると，AUC/MIC値は最低目標AUC/MIC値の30をやや下回る数値となり，臨床的にも無効であった．レボフロキサシン1回200 mg，1日2回の投与法では，MIC値が0.5 μg/mLの菌株でも，AUC/MIC値は50を超え，臨床的にも有効であった．レボフロキサシン1回500 mg，1日1回の投与法では，MIC値が1 μg/mLの菌株でも，AUC/MIC値は30を超え，臨床的にも有効であった．このように，キノロン系抗菌薬では，AUC/MIC値を考慮した抗菌薬の投与設計を実施することにより，より高い効果が得られることが明らかにされたため，日本でも2009年にレボフロキサシン1回500 mg，1日1回の投与が承認された．

□ PK-PD理論を活用すべき臨床状況

抗菌薬のPK-PD理論を活用すべき臨床状況としては，表4に示したような状況が考えられる[9]．

表5に抗菌薬療法にPK-PD解析を取り入れたミラノ大学などの試みを示したが，PK-PD解析を臨床に取り入れることにより，優れた治療のアウトカムが得られることが報告されている[10]．

表4 抗菌薬のPK-PD理論に基づいた化学療法を生かす治療状況の一例

(1) 個人防衛的側面
  重症感染症
  最小発育阻止濃度（MIC）の高い原因菌による感染症
(2) 集団防衛的側面
  薬剤耐性菌の発現抑制を目指した抗菌化学療法
(3) 社会防衛的側面
  費用対効果に優れた抗菌化学療法

表5 抗菌薬療法にPK-PD解析を取り入れたミラノ大学などの試み

抗菌化学療法の個別化に向けたプログラム
1）感染症患者からの原因菌の同定とMICの測定
2）通常の抗菌化学療法の開始
3）抗菌薬の血中濃度測定
4）PK-PDマーカーに基づく用量と投与間隔の同定
5）用量・用法を同定後の抗菌薬血中濃度の再測定
応用したPK-PDマーカー
アミノグリコシド系薬：C$_{max}$/MIC≧8 mg/L
キノロン系薬：C$_{max}$/MIC≧10 mg/L
β-ラクタム系薬：C$_{max}$/MIC≧4 mg/L　かつ　%T>MIC≧70%

まず通常の抗菌薬療法が開始され，あわせて当該抗菌薬の血中濃度測定，原因菌の単離およびMIC測定が実施される．このようにして得られたPK-PDデータに基づいて用量や投与間隔が同定され，その後血中濃度が再度確認される．

PK-PD解析実施にともなう治療成績の変化

	入院期間（日数）*	無効症例数（%）	死亡症例数（%）
PK-PD解析実施群	11（7〜16）	39/223（17.5%）	11（4.9%）
PK-PD解析非実施群	16（9〜23）	147/457（31.9%）	46（10.1%）

*：感染症と診断されてからの日数

（Scaglione F：Int J Antimicrob Agents 19：349-353, 2002[10]）

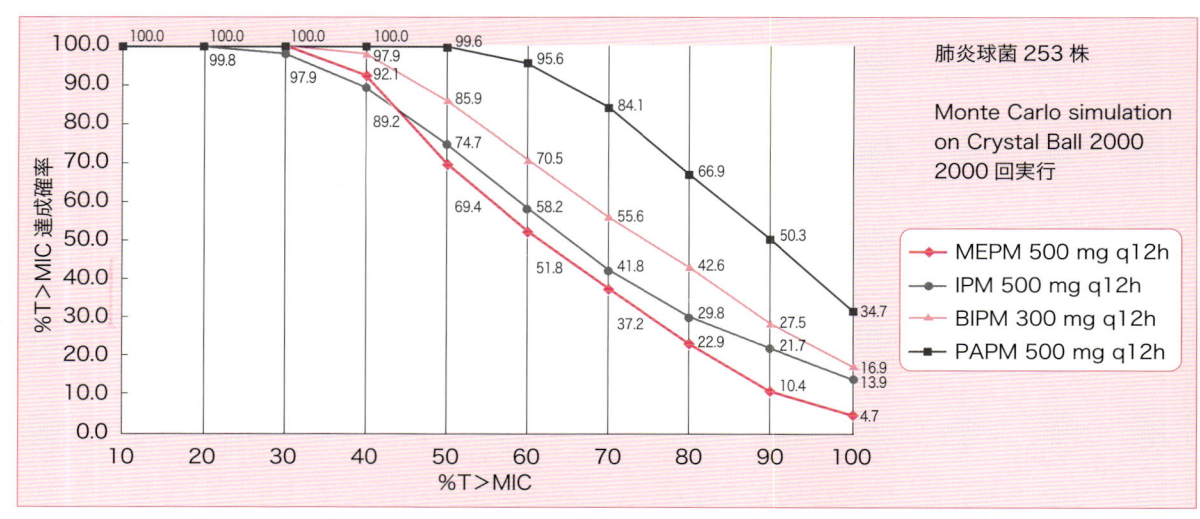

図3　モンテカルロシミュレーション法を用いたカルバペネム薬の適正使用の解析

費用対効果を考慮した抗菌化学療法へのPK-PD理論の応用

　抗菌薬の適正使用について社会防衛の視点から考えると，費用対効果に優れた投与法を行うことは重要である．たとえば，肺炎球菌感染症を注射用カルバペネム系抗菌薬により治療するにあたり，肺炎球菌による感染症の多くは重症であるため，目標とする%T＞MIC値を40～50%とすると，パニペネムを用いた場合には，1日2回投与でも十分に満足できる治療効果が得られるが，メロペネムを用いた場合には，1日3回投与しないと臨床的に満足できる治療効果に達しないことが予測される（図3）[11]．この事実は，医療経済的側面，耐性菌出現抑制のためのantibiotic pressure controlの重要性を考慮して，肺炎球菌感染症に対してカルバペネム系抗菌薬を使用するのであれば，パニペネムがもっとも理想的な薬剤である可能性があることを示している．しかし，実際の臨床では，肺炎球菌と嫌気性菌などの複数菌感染をきたした症例が多いため，治療効果について断定することはできないが，PK-PD理論に基づいた解析が，医療経済的側面からの分析などに役立つことは十分に理解できる．

有害事象（副作用）とPK-PDパラメータ

　PK-PD理論を臨床応用するメリットとして，有害事象発現を抑制することが可能となることもあげられる．抗菌薬のPK-PDと有害事象（副作用）発現との関係は検討されているが，未だ報告は少ない．濃度依存性あるいは非依存性，投与速度が副作用の発現様式と関連すると考えられる．腎機能低下例，肝機能低下例におけるPKのデータを充実させることは，これらの病態における適正抗菌化学療法を目指すうえで重要である．

耐性菌とPK-PDパラメータ

　PK-PD理論を臨床応用するメリットとして，耐性菌発現を抑制することが可能となることもあげられる．MIC値から耐性化したと判断される突然変異株（耐性菌株）と細菌（感受性株）の両方が死滅する濃度は，MPC（Mutant Prevention Concentration）と呼ばれる．MPCとMICの間の濃度範囲は，MSW（mutant selection window：耐性菌選択域）と呼ばれ，抗菌薬を当該濃度範囲で細菌に暴露させると，短時間（72時間程度）に耐性菌株のみを選択的に増殖させる可能性が高くなるとされる（MSW理論）[6]．したがって，C_{max}/MIC，AUC/MIC，Time above MICに加え，C_{max}/MPC，AUC/MPC，Time above MPCおよびTime inside MSWなどのPK-PDパラメータを用いて細菌の薬剤耐性が検討されている．現在までに，キノロン系抗菌薬に対する耐性化についてこれらのパラメータの研

究結果が報告されているが，それ以外の抗菌薬に適応できるかは不明である．

文献

1) Dellit TH, Owens RC, McGowan JE Jr, et al：Infectious Diseases Society of America；Society for Healthcare Epidemiology of America：Infectious Diseases Society of America and the Society for Healthcare Epidemiology of America guidelines for developing an institutional program to enhance antimicrobial stewardship. Clin Infect Dis 44（2）：159-177, 2007.
2) 日本呼吸器学会呼吸器感染症に関するガイドライン作成委員会：成人院内肺炎診療ガイドライン，pp.1-72, 社団法人日本呼吸器学会，東京，2008.
3) 宮崎修一，三鴨廣繁，森田邦彦：日常診療に役立つ抗菌薬のPK-PD, pp.3-62, ユニオンエース，東京，2006.
4) 三鴨廣繁：抗菌薬のPK-PDデータブック～投与レジメン選択の手引き～注射薬編, pp.2-123, ユニオンエース，東京，2007.
5) Craig WA：Pharmacokinetic/pharmacodynamic parameters：rationale for antibacterial dosing of mice and men. Clin Infect Dis 26（1）：1-10, 1998.
6) Drusano GL：Prevention of resistance：a goal for dose selection for antimicrobial agents. Clin Infect Dis 36（Suppl 1）：S42-S50, 2003.
7) 三鴨廣繁，山岸由佳：臨床に役立つ抗菌薬PK-PD解析ブック＜注射薬編＞, pp.1-123, 株式会社ミット，大阪，2008.
8) 三鴨廣繁，山岸由佳：重症感染症治療において臨床現場で役立つ究極のエンピリック治療ハンドブック, pp.2-117, ユニオンエース，東京，2009.
9) 三鴨廣繁，山岸由佳：抗菌薬の有効性を高める使い方～PK-PDを含めて～. Modern Physician 28（9）：1311-1315, 2008.
10) Scaglione F：Can PK/PD be used in everyday clinical practice. Int J Antimicrob Agents 19：349-353, 2002.
11) 三鴨廣繁，戸塚恭一：カルバペネム薬の適正使用～モンテカルロシミュレーション法による検討～. Jpn J Antibiot 58（3）：359-367, 2005.

■抗菌薬各論

7．抗菌薬の安全な使い方

具　芳明[*]　大曲　貴夫[**]

- 抗菌薬アレルギーの申告に対しては，機序を意識しながら丁寧に病歴を確かめることが重要である．
- 抗菌薬アレルギーを疑ったら当該薬剤を中止するのが原則であるが，減感作や少量漸増投与で対応できる場合もある．
- 腎障害時の抗菌薬投与は適切に調整すれば不必要に恐れる必要はない．
- 抗菌薬によってはプロトロンビン時間が延長することがあり注意を要する．

Key Words　薬物アレルギー，アナフィラキシー，薬剤性腎障害，薬剤性肝障害

抗菌薬を安全に使用するために注意すべき事項は多くある．ここではそのなかでもとくに重要なアレルギーと臨床現場で直面することの多い腎障害，肝障害について述べる．

□ アレルギー

抗菌薬による薬物アレルギーは臨床現場でしばしば経験される．β-ラクタム系抗菌薬の投与で約2％に薬物アレルギー反応が起こり，その多くは播種状紅斑丘疹様皮疹と蕁麻疹である．もっとも重篤なアナフィラキシーの頻度は5千～1万回に1回の割合と報告されている．

1．アレルギーの診断

アレルギー反応はⅠ～Ⅳ型に分類されることが多いが，この分類に入らない病態もあり整理して理解する必要がある（**表1**）．この表を念頭に置きながら系統だった病歴，薬物摂取歴を確かめていくことが大切となる（**表2**）．皮膚検査（皮内反応，パッチテスト）や血液検査（リンパ球幼弱化試験，リンパ球刺激試験）は感度，特異度とも不十分で参考程度にしか役立たないことが多く，国内で広く行われてきた皮内検査はルーチンには行われなくなってきている（比嘉論文参照）．

抗菌薬アレルギーがあると申告する患者は多い

表1　薬物アレルギーの分類

分類	反応までの時間	機序	代表的な臨床症状
即時型	<1時間		
Ⅰ型		IgE抗体による	アナフィラキシー and/or 低血圧，喉頭浮腫，喘鳴，血管浮腫，蕁麻疹
遅延型	>72時間		
Ⅱ型		細胞障害性抗体（IgM，IgG）	溶血性貧血，顆粒球減少症，血小板減少症
Ⅲ型		免疫複合体性	血清病，薬剤熱，過敏性血管炎
Ⅳ型		遅延型細胞性免疫	接触性皮膚炎
その他の機序によるもの	Stevens-Johnson症候群，中毒性表皮壊死症，好酸球増多症，間質性腎炎，肝細胞性・胆汁うっ滞性肝障害　など		

（Salkind AR, et al：JAMA 285：2498-2505, 2001[1]，岡田正人：レジデントのためのアレルギー疾患診療マニュアル，医学書院，2006[4]，青木 眞：レジデントのための感染症診療マニュアル　第2版，医学書院，2008[6]，を参考に作成）

[*]国立感染症研究所感染症情報センター実地疫学専門家養成コース（FETP）　[**]静岡県立静岡がんセンター感染症科

がよく確認すると非アレルギー性の副作用であることは珍しくない．ペニシリンアレルギーを自己申告した患者のうち真のアレルギーと判定されたのは10〜20%のみだったとの報告がある[1]．被疑薬を避けることは大切であるが，一方で不必要に禁忌としないよう詳細に問診をとることを忘れてはならない．

2．アレルギーへの対応

薬剤の中止が原則である．対応の流れは**図1**参照[2]．なお，ペニシリンアレルギーを有する場合のセファロスポリン系での交叉反応は10%以下と考えられており，最近のメタアナライシスでは第一世代セファロスポリンのみでリスクの増加が認められている[3]．

原因と考えられた薬剤をどうしても再投与せざるをえない場合は，I型アレルギーの場合は減感作療法が試みられる．その方法については成書を参照されたい[4]．遅発型反応の場合は少量漸増投与法が用いられることもある．Stevens-Johnson症候群や中毒性表皮壊死症の場合はたとえ少量であっても再投与は絶対禁忌である．

□ 腎障害

すでに腎機能障害があるときにはその程度によって調整の必要なことがある．投与量で調整する薬剤と投与間隔で調整する薬剤とがあるが，適切な調整がなされていれば抗菌薬による腎機能障害を不必要に恐れる必要はない．詳細は成書[5,6]を参照し，感覚的に投与することのないようにしたい．

抗菌薬による腎機能障害の機序を**表3**に示す[7]．このうち急性尿細管壊死は用量依存性である．急性間質性腎炎と血管炎症候群は用量非依存性であり，いずれも発熱，関節痛，発疹，好酸球上昇などをきたす．確定診断には生検が必要だが一般的には抗菌薬を中止し臨床診断されることが多い．

表2 抗菌薬アレルギー診断に有用な質問

- 反応が起こったときの年齢は？
- そのときの記憶はあるか？ なければ誰に教えられたか？
- 抗菌薬を投与されてどのくらいで反応が起こったか？
- そのときの症状は？
- 抗菌薬の投与ルートは？
- なぜ抗菌薬の投与を受けたのか？
- 他に投与を受けている薬剤はあったか？ その薬剤の投与理由と期間は？
- 抗菌薬を中止して症状は変化したか？
- 似た系統の抗菌薬投与を受けたことはあるか？ あればその結果は？

(Salkind AR, et al：JAMA 285：2498-2505, 2001[1]を参考に作成)

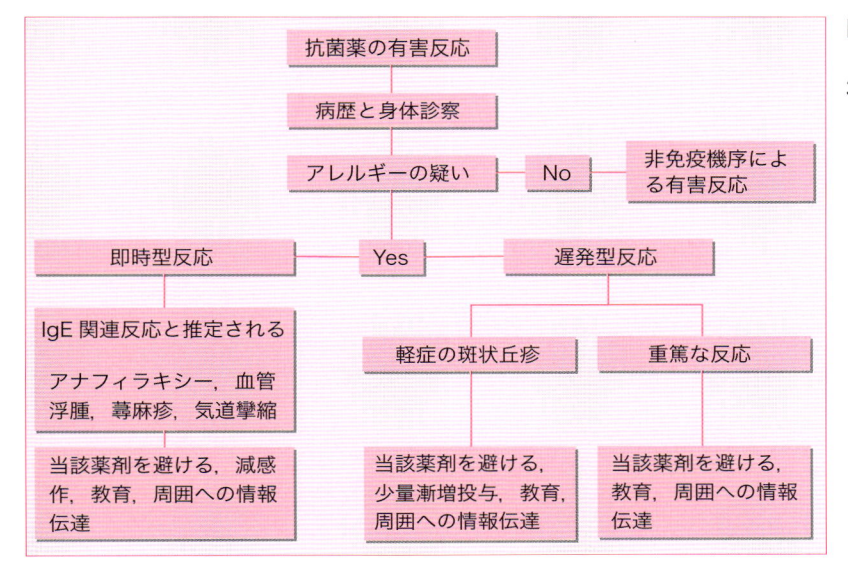

図1 アレルギーへの対応
(Gruchalla RS, et al：N Engl J Med 354：601-609, 2006[2]より)

表3　抗菌薬に関連する腎障害

機　序	原因薬剤
急性尿細管壊死	アミノグリコシド系抗菌薬，アムホテリシンB
急性間質性腎炎	アミノグリコシド系，ペニシリン系，セファロスポリン系，マクロライド系，キノロン系，テトラサイクリン系，サルファ剤，エタンブトール，リファンピシン，バンコマイシン
血管炎症候群	ペニシリン系，マクロライド系，キノロン系，テトラサイクリン系，サルファ剤，イソニアジド，リファンピシン，バンコマイシン

(Kasama R, et al：Am Fam Physician 53：227-232, 1996[7]を参考に作成)

表4　抗菌薬に関連する肝障害

機　序	原因薬剤
急　性	
急性肝細胞障害型（ALT＞基準値上限の3倍）	テトラサイクリン系，イソニアジド，リファンピシン　など
胆汁うっ滞型（ALP＞基準値上限の2倍）	アモキシシリン/クラブラン酸，エリスロマイシン　など
混合型（ALP，ALTとも上昇）	β-ラクタム系，クリンダマイシン，ミノサイクリン，ST合剤　など
慢　性	
微小細管脂肪変性（microvesicular steatosis）	テトラサイクリン系
肉芽腫性肝炎	サルファ剤
自己免疫性肝炎	ミノサイクリン

(Chang CY, et al：Aliment Pharmacol Ther 25：1135-1151, 2007[8]を参考に作成)

□ 肝障害

　肝機能障害がある場合の抗菌薬調整については具体的な情報が少ない．肝硬変や重篤な肝機能障害があればクリンダマイシンのような肝代謝薬剤の投与量を調整してもよいかもしれない．

　一方，抗菌薬による肝胆道系の副作用がみられることは珍しくない．その機序を**表4**に示す[8]．また，肝臓でのビタミンK依存性凝固因子の産生低下からプロトロンビン時間の延長をみることがある．とくにセフォペラゾン，セフメタゾールなどで起こることが知られており，これらの薬剤を長期使用する際にはプロトロンビン時間延長がないか注意する必要がある．

文　献

1) Salkind AR, Cuddy PG, Foxworth JW：The rational clinical examination. Is this patient allergic to penicillin? An evidence-based analysis of the likelihood of penicillin allergy. JAMA **285**(19)：2498-2505, 2001
2) Gruchalla RS, Pirmohamed M：Clinical practice. Antibiotic allergy. N Engl J Med **354**(6)：601-609, 2006
3) Pichichero ME, Casey JR：Safe use of selected cephalosporins in penicillin-allergic patients：a meta-analysis. Otolaryngol Head Neck Surg **136**(3)：340-347, 2007
4) 岡田正人：レジデントのためのアレルギー疾患診療マニュアル，医学書院，東京，2006
5) サンフォード感染症治療ガイド2008，ライフサイエンス出版，東京，2008
6) 青木　眞：レジデントのための感染症診療マニュアル第2版，医学書院，東京，2008
7) Kasama R, Sorbello A：Renal and electrolyte complications associated with antibiotic therapy. Am Fam Physician **53**(1)：227-232, 1996
8) Chang CY, Schiano TD：Review article：drug hepatotoxicity. Aliment Pharmacol Ther **25**(10)：1135-1151, 2007

Ⅱ. 疾患各論

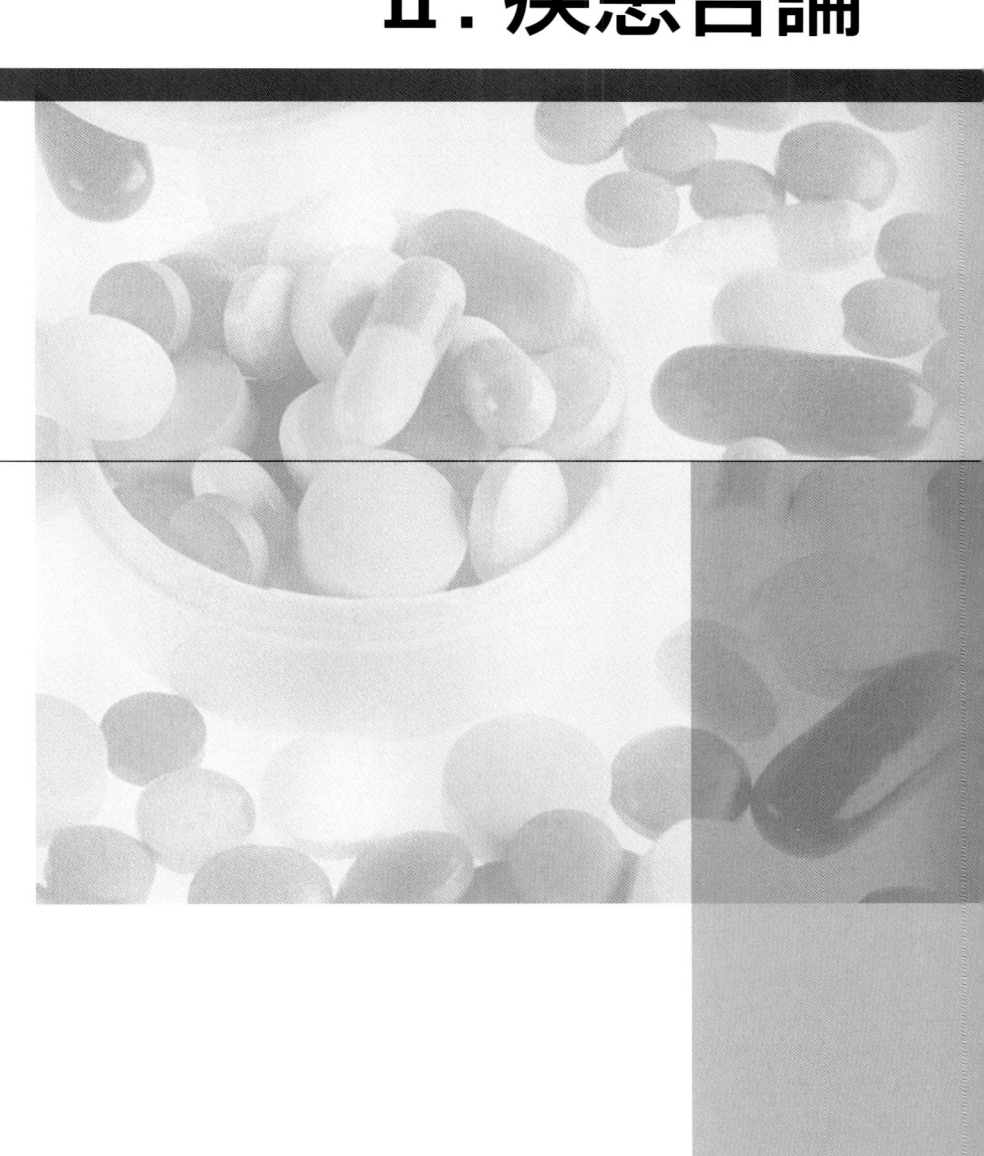

■ 疾患各論

1．髄膜炎と敗血症；何を選んでどう使うか？

細矢　光亮*
（ほそや　みつあき）

- 細菌性髄膜炎の初期治療で重要なことは，早期診断，副腎皮質ステロイド剤投与，適切な抗菌薬投与である．
- 細菌性髄膜炎の診断がつき次第，菌の培養結果を待たずに抗菌薬治療を開始する．
- 抗菌薬は，年齢からみた起因菌の頻度と薬剤耐性化状況，髄液移行性や蛋白結合率などをもとに経験的に選択する．
- 敗血症は局所感染巣から進展するため，感染源を除去することが重要である．

Key Words　副腎皮質ステロイド，経験的治療，年齢別起炎菌，薬剤耐性菌

□ 細菌性髄膜炎

1．治療の概略

　細菌性髄膜炎の組織障害には，細菌感染による組織の直接的な破壊だけでなく，細菌の壁成分に対する生体の過剰な免疫反応による障害が関与する．このような炎症が脳実質や血管および，脳浮腫，脳血栓，脳梗塞，脳虚血などの脳実質障害をきたした場合には不可逆的になる．したがって，細菌性髄膜炎の初期治療で重要なことは，早期に診断し，副腎皮質ステロイド剤と適切な抗菌薬を早急に投与することである[1]．

　細菌感染症治療の基本は，起因菌を同定し，薬剤感受性試験結果から抗菌薬を選択することであるが，細菌性髄膜炎の場合は，その診断がつき次第，菌の培養結果を待たずに抗菌薬による治療を開始する．使用抗菌薬は，年齢からみた起因菌の頻度と薬剤耐性化の状況，さらには髄液移行性や蛋白結合率などをもとに経験的に選択する．同時に，塗抹染色やラテックス凝集法などにより起因菌を推定する努力も必要である．起因菌が同定され，その薬剤感受性が判明したら，それに合わせて抗菌薬を整理あるいは変更し，抗菌薬の臨床的効果を注意深く観察する．

2．年齢別にみた起因菌の頻度

　細菌性髄膜炎の原因としては，インフルエンザ菌，肺炎球菌，B群レンサ球菌，大腸菌が4大起因菌であり，その他にリステリア菌，髄膜炎菌，ブドウ球菌，緑膿菌，クレブシエラ，セラチア，カンピロバクター，クリプトコッカス，結核菌などがある．これを年齢別に見ると，生後3ヵ月までは大腸菌を中心とする腸内細菌とB群を中心とするレンサ球菌が多く，6ヵ月以降6歳未満ではインフルエンザ菌と肺炎球菌が多い．3ヵ月から6ヵ月にかけてはこれらの菌が混在する．6歳以降にはインフルエンザ菌が減少し，成人（50歳未満）では肺炎球菌が主になる．リステリア菌は，頻度は少ないが新生児期・乳児期と高齢者にみられる．本邦においては髄膜炎菌の頻度は比較的少ないが，新生児期を除く全年齢層で散見される．50歳以上・アルコール依存症・衰弱性疾患や細胞性免疫不全をともなう場合は，通常の起因菌に加え，大腸菌，黄色ブドウ球菌，クレブシエラ，緑膿菌，リステリア菌などの頻度が増加する．VPシャント術や外傷後の髄膜炎は黄色ブドウ球菌，表皮ブドウ球菌，緑膿菌によるものが多い．

3．起因菌の薬剤感受性

　近年，黄色ブドウ球菌に加えてインフルエンザ菌と肺炎球菌の薬剤耐性化が細菌性髄膜炎治療上の大きな問題になっている．インフルエンザ菌では，PBP変異により耐性化したβ-ラクタマーゼ非産生ABPC耐性菌（BLNAR）が増加傾向にあり，2003年の時点において髄膜炎由来のインフルエンザ菌の30％を占めている．肺炎球菌では，薬剤耐性化がさらに進んでおり，細菌性髄膜

*福島県立医科大学　小児科

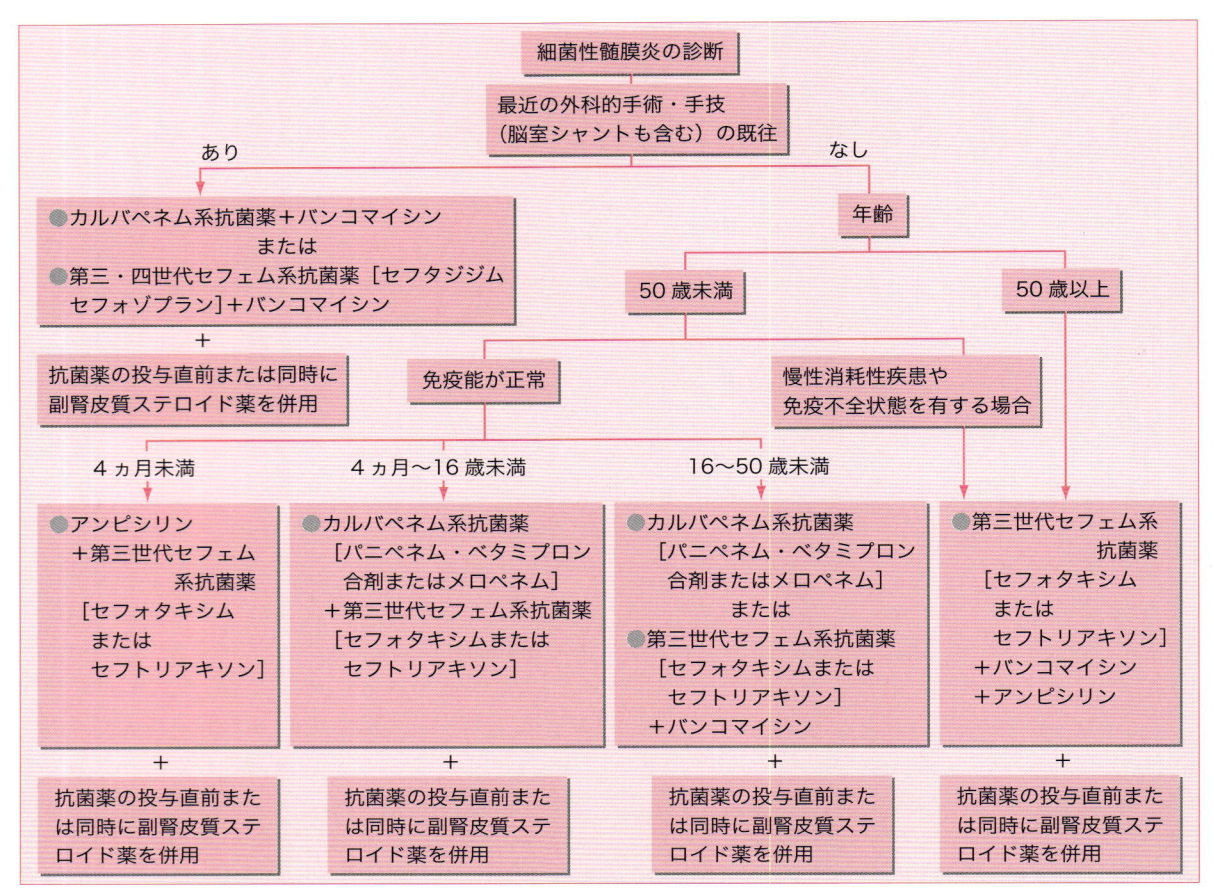

図1　細菌性髄膜炎における初期治療抗菌薬の選択（「細菌性髄膜炎の診療ガイドライン」より一部改変）

炎から分離された菌の約50%はペニシリン耐性菌（PRSP），約35%は中等度耐性菌（PISP）で，感受性菌（PSSP）は全体の約15%にすぎない[2]．

4．起因菌の推定

髄液塗抹標本の染色にはグラム染色を用いる．年齢とグラム染色性で，起因菌の推定がある程度可能である．新生児期にグラム陽性球菌が検出されればB群レンサ球菌かブドウ球菌が疑われ，グラム陰性桿菌が検出されれば大腸菌などの腸内細菌，グラム陽性桿菌が検出されればリステリア菌が疑われる．6ヵ月以降では，グラム陽性球菌が検出されれば肺炎球菌，グラム陰性桿菌が検出されればインフルエンザ菌，グラム陰性球菌であれば髄膜炎菌が疑われる．基礎疾患を有する場合や脳室シャント術後の場合，グラム陽性球菌が検出されればMRSAを含む黄色ブドウ球菌，グラム陰性桿菌が検出されれば緑膿菌が疑われる．結核菌を疑った場合にはZiehl-Neelsen染色などの抗酸菌染色を行う．

5．年齢別にみた抗菌薬の選択

『細菌性髄膜炎の診療ガイドライン』[1]の推奨する「細菌性髄膜炎における初期治療の標準的選択」を図1に示した．

①4ヵ月～15歳

頻度としてはインフルエンザ菌と肺炎球菌が多い．ただし，髄膜炎菌やリステリア菌も無視できない．もっとも分離頻度の高いインフルエンザ菌は，耐性菌であるBLNARが増加傾向にある．BLNARに対する抗菌薬の感受性を見ると，PIPC, CTRX, MEPM, CTX, PAPMが優れ，ABPC, CZOP, CTMは劣る[2]．PIPCは体内動態が短い．CTRXは蛋白結合率が高い点に若干問題があり，MIC上はそれらよりも劣るMEPMやCTXに，CTRXと同等の効果が期待できる．

表1　投与量と投与方法

一般名	商品名	成　人	小　児
パニペネム・ベタミプロン合剤	カルベニン®	1.0 g/回　6時間ごとに静注	100～160 mg/kg/day　分3～4　静注
メロペネム	メロペン®	2.0 g/回　8時間ごとに静注	100～140 mg/kg/day　分3～4　静注
セフォタキシム	セフォタックス®, クラフォラン®	2.0 g/回　4～6時間ごとに静注	200～300 mg/kg/day　分3～4　静注
セフトリアキソン	ロセフィン®	2.0 g/回　12時間ごとに静注	100～120 mg/kg/day　分2　静注
バンコマイシン	塩酸バンコマイシン®	500～750 mg/回　6時間ごとに静注	45 mg/kg/day　分3　静注（生後1週までは30 mg/kg/day　分2）
アンピシリン	ビクシリン®	2.0 g/回　4時間ごとに静注	200～300 mg/kg/day　分3～4　静注
セフタジジム	モダシン®	2.0 g/回　8時間ごとに静注	
セフォゾプラン	ファーストシン®	2.0 g/回　6～8時間ごとに静注	

（「細菌性髄膜炎の診療ガイドライン」より一部改変）

したがって，耐性化の状況を考えると，MEPM，CTX，CTRXのうちの1剤は，初期治療薬に加える必要がある．次に分離頻度の高い肺炎球菌では，薬剤耐性化がさらに進んでいる．PRSPに対する注射抗菌薬の抗菌力を見ると，PAPM，VCM，MEPMが優れ，CTX，CTRXは劣る[1]．CTXは，PAPMに比較すると殺菌作用もやや劣るため，カルバペネムかVCMを初期治療薬に選択する．髄膜炎菌は，β-ラクタム薬耐性は認められていないのでABPCでよい．リステリア菌にはCTX（CTRX）は無効で，ABPCとPAPMが有効である．

したがって，6ヵ月以降で起因菌がまったく不明の場合には，耐性インフルエンザ菌と耐性肺炎球菌を考慮して，第三世代セフェム（CTXあるいはCTRX）＋カルバペネム（PAPMあるいはMEPM）で治療を開始する．4ヵ月から6ヵ月では，インフルエンザ菌，肺炎球菌に加え，大腸菌，B群レンサ球菌もみられるが，薬剤としては6ヵ月以降と同様，第三世代セフェム（CTXあるいはCTRX）＋カルバペネム（PAPMあるいはMEPM）を選択する．

塗抹染色やラテックス凝集法でインフルエンザ菌が疑われる場合には第三世代セフェム（CTXあるいはCTRX）±MEPMで，肺炎球菌が疑われる場合にはカルバペネム（PAPMあるいはMEPM），または第三世代セフェム（CTXまたはCTRX）＋バンコマイシンで治療を開始し，薬剤感受性試験の結果に合わせて変更する．

②新生児～3ヵ月

大腸菌をはじめとする腸内細菌とB群レンサ球菌が多く，ほかにブドウ球菌，リステリア菌，緑膿菌などもある．腸内細菌はβ-ラクタマーゼ産生菌が多いので，髄液移行性を考慮して第三世代セフェム（CTXまたはCTRX）を選択する．B群レンサ球菌にはβ-ラクタム薬に対する耐性は認められず，ABPCを投与する．ABPCはリステリア菌にも有効である．ブドウ球菌は，その多くがMRSAであるため，VCAの投与が必要になる．緑膿菌には第三世代セフェム（CAZまたはCZOP）あるいはカルバペネム（PAPMあるいはMEPM）を選択する．

基礎疾患のない新生児の髄膜炎では大腸菌かB群レンサ球菌が多いので，第三世代セフェム（CTXまたはCTRX）＋ABPCで開始し，分離および感受性試験の結果で変更する．

③16歳～49歳

分離頻度の高い肺炎球菌は薬剤耐性化が進んでおり，耐性菌に抗菌効果のあるVCM，PAPM，MEPMのいずれかを使用する．すなわち，カルバペネム（PAPMあるいはMEPM），または第三世代セフェム（CTXまたはCTRX）＋バンコマイシンで治療を開始する．

④50歳以上あるいは慢性消耗性疾患や免疫不全をともなう

通常の肺炎球菌や髄膜炎菌に加え，大腸菌，黄

色ブドウ球菌，クレブシエラ，緑膿菌，リステリア菌，クリプトコッカス，結核菌などを考慮する．第三世代セフェム（CTXまたはCTRX）+バンコマイシン+アンピシリンで治療を開始する．

⑤その他

VPシャントや外傷における髄膜炎，反復感染ではブドウ球菌や緑膿菌の頻度が高くなるので，起因菌に合わせた薬剤選択が必要になる．カルバペネム（PAPMあるいはMEPM）+バンコマイシン，または第三世代セフェム（CAZまたはCZOP）+バンコマイシンで治療を開始する．

6．効果判定と抗菌薬の投与量および投与期間

抗菌薬の効果は髄液所見で判断する．抗菌薬投与翌日（24時間）に菌が消失し，4日以内に髄液糖が正常化していれば著効である．これに対し，治療開始後48時間に菌が消失しなければ抗菌薬の変更が必要である．

投与量は，薬剤の髄液濃度を急速に上げ，それを維持することが重要であり，髄液への移行や抗菌薬の蛋白との結合などの問題もあることから，最大用量とする．『細菌性髄膜炎の診療ガイドライン』[1]の推奨投与量を表1に示した．

抗菌薬の投与期間の目安は，髄膜炎菌とインフルエンザ菌では7日，肺炎球菌では10～14日，B群レンサ球菌では14～21日，腸内細菌群では21日，リステリア菌では21日以上とされている．基本的には，全身状態の改善，髄液糖の正常化，炎症反応の陰性化を確認し，その後1週間程度継続する．

□ 敗血症

従来，菌血症は血液中における細菌の存在を意味し，敗血症は血液中の菌体成分や細菌の産生する毒素により重篤な全身症状を呈したものとされてきた．近年，敗血症の病態には宿主の過剰な免疫反応が関与することが明らかとなり，全身性炎症性症候群（systemic inflammatory response syndrome：SIRS）の一つと捉えられるようになった．すなわち，敗血症は感染症によって起きたSIRSである．

体内の感染巣から血液中に細菌が侵入して発症したと考えられるため，まず局所感染巣を取り除く，あるいはドレナージを行うなどにより，感染源を除去することが必要である．疑わしい留置カテーテルがあればすみやかに抜去する．血液とともに局所検体やカテーテル先端を細菌培養に提出する．

次いで，適切な抗菌薬を選択し，経験的な治療を開始する．抗菌薬の選択に当たっては，年齢や基礎疾患により起因菌が異なること，起因菌の薬剤耐性化が進んでいることなどを考慮する．

新生児期にはB群レンサ球菌，黄色ブドウ球菌，リステリア菌，大腸菌群，緑膿菌などが多いので，β-ラクタマーゼ阻害薬配合広域ペニシリン+第三世代セフェムを選択する．

乳幼児期にはインフルエンザ菌，肺炎球菌，黄色ブドウ球菌，サルモネラ菌，大腸菌などが関連する．近年インフルエンザ菌や肺炎球菌の耐性化が進んでいるので，カルバペネム±第三世代セフェムで治療を開始する．

学童期以降は，白血病や悪性腫瘍などの治療中に発症する場合が多いため，黄色ブドウ球菌，表皮ブドウ球菌，緑膿菌，クレブシエラなどが問題になる．カルバペネム+第三世代セフェムで開始し，黄色ブドウ球菌が疑われる場合はMRSAを考慮してVCMを追加して用いる．広域スペクトルの抗菌薬の使用後に起こった敗血症では真菌の可能性があり，抗真菌薬を加える．

成人では，基礎疾患により起炎菌が異なる．呼吸器疾患では肺炎球菌，インフルエンザ菌，レジオネラ菌，消化管感染症では大腸菌やバクテロイデス，尿路感染症では大腸菌，クレブシエラ，エンテロバクター，プロテウス，皮膚疾患ではブドウ球菌やレンサ球菌が多いので，基礎疾患に合わせて抗菌薬を選択する．

投与量については細菌性髄膜炎に準じる．投与期間は全身状態や血液検査所見の改善により判断する．

文　献

1) 細菌性髄膜炎の診療ガイドライン作成委員会編：細菌性髄膜炎の診療ガイドライン，医学書院，東京，2007
2) 生方公子：細菌性化膿性髄膜炎全国サーベイランス5年間のまとめ―インフルエンザ菌と肺炎球菌による発症例について―．第36回日本小児感染症学会ランチョンセミナー，2004

■ 疾患各論

2．市中肺炎；何を選んでどう使うか？

中村　茂樹[*]　柳原　克紀[*,**]

- 2005年版日本呼吸器学会『成人市中肺炎ガイドライン』では，重症度を4段階に分類しており，重症度に応じて治療場所の決定を行っている．
- 市中肺炎の治療では，可能な限り原因菌の検索を行い適切な抗菌薬使用を心がけるが，経験的治療を行う場合は細菌性肺炎，非定型肺炎の鑑別などを行い，また重症度に応じて抗菌薬の選択を行う．
- 抗菌薬を使用する際はPK-PDを考慮し，薬剤の効果を最大限に引き出すことが重要である．
- 抗菌薬が無効である場合は，その原因を細菌学的効果のみでなく系統的に鑑別する．

Key Words 日本呼吸器学会成人市中肺炎ガイドライン，重症度分類，PK-PD，IDSA/ATS成人市中肺炎ガイドライン

わが国をはじめとする先進国では，高齢者人口の増加が著しい．肺炎は死因の上位を占める重要な疾患であり，呼吸器科医に限らず日常よく遭遇する疾患である．しかし，その治療は医師や医療施設間で異なり，薬剤耐性菌の蔓延や，医療経済の高騰などからもさまざまな問題を抱えていた．そこで，肺炎診療における治療効率の向上，経費の削減などをねらい，欧米各国においてさまざまな肺炎治療に関するガイドラインが発表された．本邦では，2000年3月に『成人市中肺炎診療の基本的考え方』が日本呼吸器学会から発表された．その後，エビデンスの集積とともに2005年に改訂され『成人市中肺炎診療ガイドライン』が刊行された[1]．さらに海外でも2007年に米国感染症学会（Infectious Diseases Society of America：IDSA）/米国胸部学会（American Thoracic Society：ATS）合同による成人市中肺炎ガイドラインも発表された．本稿では，基本的な肺炎診療に対する考え方，治療法をこれらのガイドラインを踏まえて概説する．

□ 市中肺炎を治療するうえでの考え方

市中肺炎を治療する際に重要なことは，患者の状態を的確に評価し，迅速に原因微生物を推定し適切な抗菌薬を投与することである．しかしながら，臨床の現場では経験的治療を行わざるをえない場合も多い．肺炎を治療するうえで注意すべき点をあげながら，経験的治療ならびに標的治療において，どのような抗菌薬を選択すべきか概説する．

1．重症度の判定（外来治療か入院治療かの判定）

肺炎治療において，患者の状態から重症度を判定することは入院適応や，適切な抗菌薬を決定するうえで重要である．日本呼吸器学会ガイドラインでは，肺炎患者の生命予後を反映するという観点から，身体所見に重点をおいた簡便な重症度基準が提唱された．英国胸部疾患学会（British Thoracic Society：BTS）で推奨されているCURB-65[2]に倣ったA-DROPシステムを採用している（表1）．この判定基準は，「年齢，性別」，「血圧」，「呼吸数」，「脱水」，ならびに「意識障害」が判定項目となり，軽症，中等症，重症に超重症を加えた4つに分類され，より生存率との相関を考慮したものとなっている．IDSA/ATSガイドラインでも重症肺炎に関してはPSI（Pneumonia Severity Index）（表2）[3]に加えCURB-65を重症度判定の推奨として取り入れ，実用性の高いものになっている（表3）[3]．患者の重症度を正確に判定し，それに合った抗菌薬を使用する．

---

[*]長崎大学病院　第二内科　　[**]長崎大学病院　検査部

表1　A-DROP システム

| 1．収縮期血圧 90 mmHg 以下，または脈拍 120/分以上 |
| 2．呼吸数 30/分以上，または SpO_2 90%以下 |
| 3．脱水あり，または BUN 21 mg/dl 以上 |
| 4．意識障害 |
| 5．男性 70 歳以上，女性 75 歳以上 |

判定基準
| 軽　症：上記指標のいずれも満足しないもの |
| 中等症：上記指標の1つまたは2つを有するもの |
| 重　症：上記指標の3つ以上を有するもの
　　　　ただし，意識障害，ショックがあれば1項目のみでも重症とする |
| 超重症：上記指標の4つまたは5つを有するもの |

表2　アメリカ感染症学会のガイドラインにおける危険度算出システム

	特　性	ポイント
背景	年齢；男性	年齢数
	女性	年齢数−10
	ナーシングホーム居住者	+10
合併症	悪性腫瘍	+30
	肝疾患	+20
	うっ血性心不全	+10
	脳血管障害	+10
	腎疾患	+10
理学所見	呼吸数 30/分以上	+20
	収縮期血圧 90 mmHg 未満	+20
	体温 35℃ 未満 　　　または 40℃ 以上	+15
	脈拍 125/分以上	+10
検査値	pH 7.35 未満	+30
	BUN 10.7 mmol/l 以上	+20
	Glucose 13.9 mmol/l 以上	+20
	PaO_2 60 mmHg 未満	+10
	胸水貯留	+10

(Mandell LA, et al：Clin Infect Dis 37：2003[4] より改変)

表3　IDSA/ATS ガイドラインによる重症市中肺炎の定義

小項目[a]
- 呼吸回数≧30 回/分
- PaO_2/FiO_2≦250
- 多葉におよぶ肺炎
- 意識混濁
- 尿素窒素上昇（BUN≧20 mg/dl）
- 血小板減少（plt<10^4 個/mm³）
- 白血球減少[b]（WBC<4000 個/mm³）
- 低体温（中枢体温<36℃）
- 積極的補液を要する低血圧

大項目
- 侵襲的人工呼吸管理
- 血管収縮薬を要する敗血症性ショック

[a]：低血糖（糖尿病患者），急性アルコール中毒，低ナトリウム血症，肝硬変，脾摘後，原因不明代謝性アシドーシスなど他因子も考慮する．
[b]：感染が原因の場合

(Mandell LA, et al：Clin Infect Dis 44：2007[3] より改変)

2．原因菌検索の重要性

　肺炎と他の呼吸器疾患との鑑別，ならびに抗菌薬の選択において原因菌の検索は重要であり，可能な限り実施する．肺炎の診断に重要な所見の一つに膿性痰があり，喀痰グラム染色による病原微生物の存在や白血球による貪食像は迅速診断法としても，初期治療薬選択のうえでも有用である．肺炎に限らず感染症領域において原因微生物の検出，同定のために培養検査はゴールデンスタンダードである．肺炎診断の場合は血清学的検査（抗体検査），遺伝子検査（PCR など）を行うこ とも多い．ただし抗体検査は結果判明まで時間を要し，遺伝子検査は迅速であるが特別な機器，手技が必要とされ実施困難な施設も多い．感染症診療において迅速診断は有用なツールとなる．近年，イムノクロマトグラフィー法を用いた尿中抗原検査が登場し，おもなものに肺炎球菌，レジオネラの尿中抗原検査キットがある．肺炎球菌性肺炎では 60～70% 程度の陽性率を示す報告もある．さらに，現在，喀痰を検体として使用しさらに感度，特異度が向上した検査キットの開発が進められている．これらの方法は非侵襲的で，かつ特別なテクニックを必要とせず，ベッドサイドで誰でも行える点が優れている．培養法と異なり薬剤感受性を判定できない点や長期間陽性が持続するため急性感染を正確に反映しない場合があるなどの欠点もある．

3．細菌性肺炎，非定型肺炎の鑑別を行い使用する抗菌薬を選択する

　細菌性肺炎と非定型肺炎の分類は，わが国のガイドラインの特徴であり，抗菌薬選択を適正化させ治療効果の向上を目指すものである（表4）．該当する項目数が多いほど非定型肺炎の可能性が

高くなるが，全7項目中4項目以上に合致した場合は非定型肺炎の感度は82％，特異度は91.8％と高い確率で細菌性肺炎，非定型肺炎の鑑別が可能である．

4．使用する抗菌薬の性質を理解する

近年，抗菌薬の投与法について従来の薬剤感受性を中心とする考え方のみでなく体内動態と薬剤特性を考えた投与法が推奨されるようになった．それがPK（pharmacokinetics）-PD（pharmacodynamics）の概念であり，生体内で薬剤がどれだけ有効に利用され，作用しているかを考えたものである．さらに抗菌薬の種類によって効果と相関するPK-PDパラメータが異なることが明らかとなった．β-ラクタム系薬は時間に依存し，time above MICを超える時間をできるだけ長くすることが治療効果を向上させる．キノロン薬やアミノ配糖体薬は濃度依存性に効果が認められる．各抗菌薬の効果を最大限に引き出せる投与法の選択が重要である．大まかな指標を表5に示す．

5．効果判定・エンドポイントの判断

抗菌薬の効果判定は投与開始2～3日後および7日後に行う．2～3日後の判定は初期の抗菌薬が有効かどうか，続行するかどうかの判定を行う．また7日後の判定は感染症が治癒して抗菌薬を終了できるか，他の抗菌薬に変更して治療を継続する必要があるかを決定する．わが国のガイドラインでは臨床症状の改善，白血球数およびCRP値の低下，肺炎陰影の改善傾向にて判定される．一方，IDSA/ATSガイドラインでは体温，呼吸数，血圧，酸素飽和度といった臨床所見で評価する．抗菌薬が無効である際は，漫然と投与を続行するのではなく，抗菌薬が無効な原因を考えるべきである．宿主側の要因として，微生物以外の要因による肺炎様陰影の可能性や，心不全や間質性肺炎などの合併症や基礎疾患の存在も考慮する必要がある．また微生物側の要因として耐性菌による感染症や感染局所への薬剤移行の問題がある．感染症が本当に存在するかどうか，悪性疾患や薬剤性肺炎などのアレルギー疾患ではないかなどの再評価も行う．

□ 肺炎治療の実際

1．経験的治療

肺炎は原因微生物が肺組織に感染して発症するものであり，原因微生物を制御する抗菌薬の選択は原因微生物に標的を絞って行われることが望ま

表4　細菌性肺炎，非定型肺炎の鑑別

1. 年齢60歳未満
2. 基礎疾患がない　あるいは軽微
3. 頑固な咳がある
4. 胸部聴診上所見が乏しい
5. 痰がない　あるいは迅速診断法で原因菌が証明されない
6. 末梢血白血球数が10000/μl未満である
7. 胸部X線写真でスリガラス陰影，skip lesionである

全7項目中4項目以上に合致した場合は非定型肺炎を，7項目中3項目以下に合致した場合は細菌性肺炎を疑う．

表5　各種抗菌薬のPK-PDパラメータ

抗菌効果	持続時間	抗菌薬	評価方法
濃度依存性殺菌作用	長い持続効果	キノロン系 アミノ配糖体	AUC/MIC 一回投与量が重要
時間依存性殺菌作用	短い持続効果	β-ラクタム系 ペニシリン系 セフェム系 カルバペネム系 モノバクタム系	Time above MIC 分割投与が重要
	長い持続効果	クラリスロマイシン アジスロマイシン テトラサイクリン系 バンコマイシン	AUC/MIC 一日投与量が重要

表6　成人市中肺炎における経験的治療

細菌性肺炎疑い	
外来	① 基礎疾患，危険因子がない場合：β-ラクタマーゼ阻害薬配合ペニシリン系薬（高用量） ② 65歳以上，軽症の基礎疾患あり：β-ラクタマーゼ阻害薬配合ペニシリン系薬±マクロライド系またはテトラサイクリン系経口薬 ③ 慢性呼吸器疾患，最近の抗菌薬使用，ペニシリンアレルギー：レスピラトリーキノロン経口薬 ④ 外来で注射：セフトリアキソン（半減期が長く1日1回投与で治療可能）
入院	① 基礎疾患，若年者：β-ラクタマーゼ阻害薬配合ペニシリン系薬，ピペラシリン（高用量） ② 65歳以上，軽症の基礎疾患あり：①に加えセフェム系注射薬 ③ 慢性呼吸器疾患あり：①，②に加えカルバペネム系，ニューキノロン系注射薬
非定型肺炎疑い	
外来	① 基礎疾患がない，または軽症，若年の場合：マクロライド系，テトラサイクリン経口薬 ② 65歳以上，または慢性の心，肺疾患がある場合：レスピラトリーキノロン，ケトライド
入院	テトラサイクリン注射薬，マクロライド系注射薬，またはニューキノロン注射薬
肺炎球菌性肺炎	
外来	① アモキシシリン高用量（1.5g〜2g），ペネム系経口薬 ② PRSPが疑われる場合：レスピラトリーキノロン，ケトライド系経口薬
入院	ペニシリン系注射薬（高用量），セフェム注射薬（セフトリアキソン，第四世代セフェム），カルバペネム系注射薬，バンコマイシン注射薬
ICU治療肺炎（1群，2群から薬剤を選択し併用）	
1群	カルバペネム系，第三，四世代セフェム＋クリンダマイシン，モノバクタム＋クリンダマイシン，グリコペプチド系＋アミノ配糖体系
2群	ニューキノロン系注射薬，マクロライド系注射薬，ミノサイクリン注射薬

（河野　茂，他：「呼吸器感染症に関するガイドライン」成人市中肺炎診療ガイドライン．日本呼吸器学会，2007[1]より改変）

しい．しかしながら，一般的に適切な抗菌薬選択がなされない理由として，①約半数の症例で原因微生物が不明であり，治療前に原因菌が推定される症例はきわめて少ないこと，②肺炎の治療は早く開始しなければ予後が悪い，などがおもなものである．このように実際の臨床現場では，経験的治療が選択される場合が多い．特に，重症市中肺炎や院内肺炎は治療の遅延が許されない状態にあり，迅速に治療を開始する必要がある．すなわち，救命を最優先に考えた抗菌薬投与が必要である．重症市中肺炎を引き起こす原因微生物としては肺炎球菌，マイコプラズマ，レジオネラ，オウム病クラミジアなどがあげられるので，これらすべてに有効な抗菌薬を選択する．わが国のガイドラインに示されている経験的治療を表6に示す．IDSA/ATSガイドラインでは外来，入院，特殊病態下の3群に分類し，入院治療ではICU管理の必要性の有無によって分類している．ICU管理が必要である重症肺炎の場合はすべての原因菌をカバーした抗菌薬の投与が必要であるが，その間も可能な限り原因菌の検索を行い判明しだい狭域なものに変更することが望ましいであろう．

2．標的治療
① 肺炎球菌

肺炎球菌は呼吸器感染症，特に市中肺炎においてもっとも高頻度に分離されるきわめて重要な原因菌である．近年ペニシリン耐性肺炎球菌（penicillin-resistant *Streptococcus pneumoniae*：PRSP）が急速に増加しており，わが国では現在60〜70%程度がPRSPであると推定される．ただし，ペニシリン耐性の定義は髄膜炎に対するもので肺炎の効果判定には適さない．わが国では日本化学療法学会のブレイクポイントMIC[5]を参考に，これから判断すればPRSPは10%弱にすぎず，経口薬では高用量ペニシリンが第一選択とされる．また注射薬でもPRSPに対しても一回投与量の増量，また投与回数を増やすことで高い効果を得ることが可能である．しかしペニシリン系抗菌薬以外にもセフェム系抗菌薬，マクロライド系抗菌薬ならびにフルオロキノロン系抗菌薬の耐

性化が進んでおり，抗菌薬選択には注意が必要である．

②インフルエンザ菌

インフルエンザ菌は，市中肺炎の原因菌として，肺炎球菌についで頻度が高い．インフルエンザ菌の第一選択薬としては，アンピシリンなどの広域ペニシリンが用いられる．10％弱程度の頻度でβ-ラクタマーゼを産生する株が認められる．近年，β-ラクタマーゼ非産生アンピシリン耐性株（BLNAR：β-lactamase negative ampicillin resistant）が約30％程度を占めるようになり，臨床上問題になっている．BLNARに対しては薬剤間で有効性が異なり，経口薬ではCDTR-PIが，注射薬ではPIPC，MEPM，DRPMは有効であるが，IPMやBIPMに対しては感受性が低下しているとの報告や，キノロン耐性インフルエンザ菌の報告[5]も認められている．

③マイコプラズマ

第一選択はクラリスロマイシン，アジスロマイシンなどのマクロライド系を用いる．ただし，他の細菌との混合感染も多く，マクロライド耐性株の出現も認められることから，無効の場合はミノサイクリン，フルオロキノロン薬に変更する．

④黄色ブドウ球菌

Methicillin sensitive Staphylococcus aureus（MSSA）感染症では，β-ラクタマーゼ産生を考慮し，第一世代セフェム系薬やβ-ラクタマーゼ阻害薬配合ペニシリン系薬などが選択される．

⑤クレブシエラ・ニューモニエ

本菌はβ-ラクタマーゼ産生菌であり，ペニシリン系薬には自然耐性である．そのため，治療には基礎疾患のない若年者，軽症例には第二世代セフェム経口薬やフルオロキノロン経口薬を，中等症や基礎疾患を有する場合，高齢者には第二世代セフェム注射薬を使用する．重症例に対してはカルバペネム系注射薬や第三，四世代セフェム薬，フルオロキノロン系注射薬が使用される．

⑥モラクセラ・カタラーリス

本菌はほぼ100％β-ラクタマーゼを産生するため，β-ラクタマーゼ阻害薬配合ペニシリンや，β-ラクタマーゼに比較的安定な第三，四世代セフェム系注射薬が使用される．経口薬でもフルオロキノロン系やテトラサイクリン系は組織移行も良好であり，本菌の治療に有効である．

⑦クラミドフィラ・ニューモニエ

細胞内寄生菌で，細胞壁を有しないため，β-ラクタム薬は無効である．テトラサイクリン薬，マクロライド薬，フルオロキノロン薬を用いる．

⑧レジオネラ

レジオネラ肺炎には従来から，エリスロマイシン（EM）の静注，もしくはリファンピシンとの併用が行われてきた．しかしながら，本薬は基本的作用が静菌的であり，死亡率が高い本症には殺菌的な抗菌薬が望ましい．シプロフロキサシン（CPFX）やパズフロキサシン（PZFX）などの注射用ニューキノロン薬は良い適応であり単剤での有効性が報告されている．

⑨嫌気性菌

嫌気性菌は菌同定，薬剤感受性試験が困難であることから治療は経験的治療になることが多い．クリンダマイシン，カルバペネム系，β-ラクタマーゼ阻害薬配合ペニシリンなどが使用される．ただし，膿胸を呈した場合は胸腔ドレナージなどを抗菌薬に併用する必要がある．

おわりに

市中肺炎の原因菌は多種多様であり，その治療は最初から広域抗菌薬を投与すればよいというものではない．患者の重症度判定，原因菌の推定を可能な限り行い，使用する抗菌薬はそれぞれの薬剤特性にあった投与法で治療を行うことが重要である．

文　献

1) 河野　茂，他：「呼吸器感染症に関するガイドライン」成人市中肺炎診療ガイドライン．日本呼吸器学会，2007
2) Lim WS, van der Eerden MM, Laing R, et al：Defining community acquired pneumonia severity on presentation to hospital：an international derivation and validation study. Thorax 58：377-382, 2003
3) Mandell LA, Wunderink RG, Anzueto A, et al：Infectious Disease Society of America/American Thoracic Society consensus guidelines on the management of community-acquired pneumonia in adults. Clin Infect Dis 44：S27-72, 2007
4) Mandell LA, Bartlett JG, Dowell SF, et al：Update of

practice guidelines for the management of community-acquired pneumonia in immunocompetent adults. Clin Infact Dis **37**：1405-1433, 2003

5) 抗菌薬感受性測定法検討委員会報告（1992）．呼吸器感染症および敗血症におけるブレイクポイント．化学療法学会雑誌 **42**：905-914，1994

6) Georgiou M, Muñoz R, Román F, et al：Ciprofloxacin-resistant *Haemophilus influenzae* strains possess mutations in analogous positions of GyrA and ParC. Antimicrob. Agents Chemother **40**：1741-1744, 1996

疾患各論

3. 院内肺炎；何を選んでどう使うのか？

宮良 高維[*]

- 日本呼吸器学会による院内肺炎ガイドラインでは，重症度で治療薬の選択内容を分けるが，元々重症の VAP 例の多い米国の院内肺炎ガイドラインでは，入院後の期間と多剤耐性菌の感染リスクで治療薬を選択している．
- 重症院内肺炎の抗菌薬治療は，初期治療で投与した抗菌薬が原因病原体をカバーしていたかどうかで予後が決まる．
- 緑膿菌などの耐性度の高い病原体による肺炎では，抗菌薬の併用治療が勧められる．
- 本邦における院内肺炎に投与される抗菌薬の治療量は欧米と比較すると少なく，より高用量の投与が必要と考えられる現状である．
- 抗菌薬の系統により最適な用法・用量があり，治療期間は 7 日間程度が目安である．

Key Words 　人工呼吸器関連肺炎，緑膿菌，多剤耐性菌，抗菌薬，PK-PD パラメータ

　院内肺炎は，原因病原体が比較的一定の傾向を持つ市中肺炎と異なり，施設により原因菌種や耐性度も多様で，患者状態も入院の原因となった基礎疾患の存在など，多くの因子を治療の際に考慮する必要がある．本稿では，2008 年 6 月に改訂された日本呼吸器学会（JRS）院内肺炎ガイドラインの基本的な考え方と米国ガイドラインとの比較も含めて，院内肺炎に対する抗菌薬治療について概説する．

□ 院内肺炎の定義

1. 院内肺炎（Hospital-acquired pneumonia：HAP, Healthcare-associated pneumonia：HCAP）

　「入院（所）後 48 時間以上を経過して発症した肺炎を指し，入院（所）時には感染成立していない肺炎」と定義される．ただし，潜伏期間が 2 日から 10 日のレジオネラ肺炎などのように潜伏期間が長い肺炎では，この潜伏期間を超えて発症した場合に院内肺炎と診断される．

2. 人工呼吸器関連肺炎（ventilator associated pneumonia：VAP）

　「気管内挿管や人工呼吸管理前には肺炎が存在しなかったにも関わらず，人工呼吸開始後 48 時間以降に発症した肺炎」と定義される．

□ 本邦における院内肺炎の特徴

　2008 年 6 月に改訂された日本呼吸器学会の「成人における院内肺炎診療の基本的考え方（以下 JRS ガイドライン）[1]」に影響を与えたものに，米国胸部学会/米国感染症学会が 2005 年に改訂した「免疫機能正常者における成人院内肺炎ガイドライン（以下 ATS/IDSA ガイドライン）[2]」がある．ただ，JRS ガイドラインの序文や重症度分類などに述べられているように，本邦の院内肺炎と米国における院内肺炎にはその population に差があり，この相違について理解しておく必要がある．米国では，重症の人工呼吸器関連肺炎（ventilator associated pneumonia：VAP）の占める比率が高いのに対して，わが国では保険制度の相違などから入院期間の長い軽症例が多く，VAP よりも不顕性誤嚥によるものや軽症肺炎の比率が高い．

□ JRS ガイドラインの重症度分類

　2008 年版 JRS ガイドラインでは，旧版（2002 年）の公表以降にガイドラインの検証目的で行われた全国調査の結果[3]に基づき，重症度分類が新

[*]近畿大学医学部附属病院　安全管理部感染対策室長

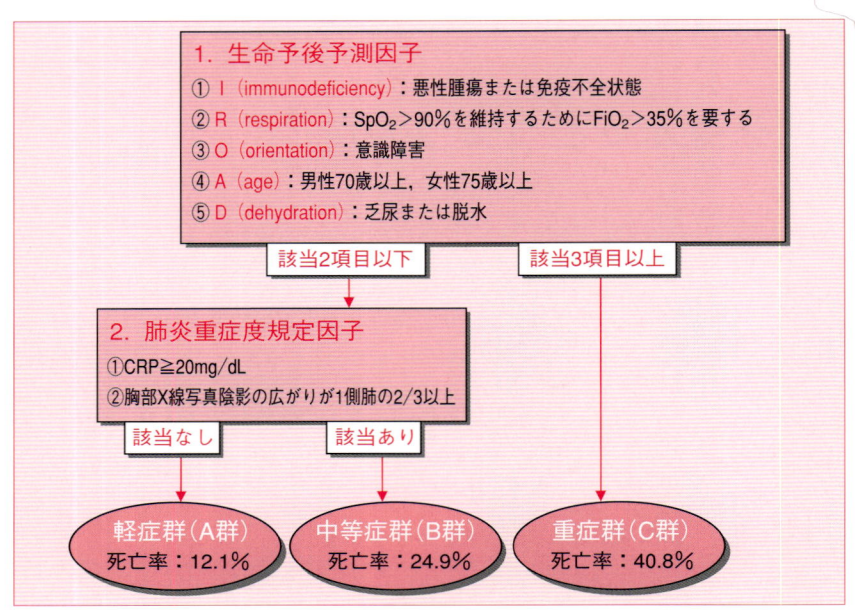

図1
新版JRSガイドラインの重症度分類

1. 生命予後予測因子
① I (immunodeficiency)：悪性腫瘍または免疫不全状態
② R (respiration)：SpO$_2$＞90%を維持するためにFiO$_2$＞35%を要する
③ O (orientation)：意識障害
④ A (age)：男性70歳以上，女性75歳以上
⑤ D (dehydration)：乏尿または脱水

該当2項目以下 / 該当3項目以上

2. 肺炎重症度規定因子
①CRP≧20mg/dL
②胸部X線写真陰影の広がりが1側肺の2/3以上

該当なし / 該当あり

軽症群（A群）死亡率：12.1%
中等症群（B群）死亡率：24.9%
重症群（C群）死亡率：40.8%

たに設定された（図1）．前版では，治療薬の有効性の期待度により重症度が分類されていたが，改訂版では生命予後の予測指標に変更された．IROADと略称される死亡率に影響を与える生命予後予測因子5項目のうち，3項目以上該当する群は死亡率が40.8%となることから，これを重症群（C群）と分類している．このC群は，ATS/IDSA院内肺炎ガイドラインにおける重症群の死亡率（33〜50%），IDSAの市中肺炎ガイドライン[4]のPORT分類V群の死亡率（29.2%）等と同程度の層別化基準となる．さらにこの生命予後予測因子が2項目以下の群は，肺炎重症度規定因子の①CRP値20 mg/dL以上と②胸部画像の陰影が一側肺の2/3以上に該当するかどうかにより，軽症群（A群：死亡率12.1%）と中等症群（B群：24.9%）に分類されている．CRP20 mg/dL以上の群は，未満の群の死亡率が17.7%であるのに対して，30.9%の死亡率であることから，重症度に影響を与える因子として組み入れられた．

□ 治療薬の選択
1. 新版JRSガイドライン
上記の軽症群（A群）では，MRSA以外の緑膿菌などの耐性菌分離の有無に関わらず，死亡率に有意差がなかった（2.1% vs 3.9%）ことから，この群では耐性菌を標的とした治療は行わず，肺炎球菌，インフルエンザ菌，クレブシエラ，嫌気性菌などを標的とした治療薬が提唱されている（表1）．一方，B，C群では耐性菌分離群において死亡率が高かったという結果から広域抗菌薬の単剤または併用による治療を勧めている．また，わが国では入院後5日未満に発症する例は少なく，半数近くが入院後30日以上を経て発症しており[1]，下記ATS/IDSAガイドラインの①項をすでに満たしている例が多い．しかし，高次医療機関においても在院日数は短縮する傾向にあり，検討対象の医療機関による差も存在すると考えられる．

2. ATS/IDSAガイドライン[2]
本ガイドラインでは，初期治療抗菌薬の選択は，重症度による分類ではなく，①入院後5日以上を経ての発症と②多剤耐性（MDR）病原体感染のリスク因子（表2）を有するかどうかにより決定されている（図2）．項目①，②が該当しなければ，比較的狭域な抗菌薬の単剤治療，該当すれば広域抗菌薬の併用治療を勧めている．この考え方の相違は，元々米国の院内肺炎では重症のVAP例が多く，原因病原体の感受性の差が問題となることによる．

表1 重症度群別の抗菌薬選択と用法・用量の抜粋
（投与経路は点滴静注，アミノ配糖体は認可用量ではなくガイドライン推奨用量）

重症度群	抗菌薬	一回用量	一日の投与回数	備 考
A（軽症）	セフトリアキソン (CTRX：ロセフィン®)	1～2g	1～2回	1日4gまで
	CTRXの代替薬としてセフォタキシム (CTX：クラフォラン®，セフォタックス®)	1～2g	2～4回	1日4gまで
	スルバクタム・アンピシリン (SBT/ABPC：ユナシンS®)	3g	2～4回	
	パニペネム・ベタミプロム (PAPM/BP：カルベニン®)	0.5～1g	2～4回	1日2gまで
B（中等症） ①単剤投与グループ	タゾバクタム/ピペラシリン (TAZ/PIPC：ゾシン®)	4.5g	3～4回	
	イミペネム/シラスタチン (IPM/CS：チエナム®)	0.5～1g	2～4回	1日2gまで
	メロペネム (MEPM：メロペン®)	0.5～1g	2～4回	1日2gまで
	上記カルバペネム二剤の代替薬として			MICが高い菌に対しては，投与量の増量を考慮する
	ドリペネム (DRPM：フィニバックス®)	0.25～0.5g	2～3回	1日1.5g
	ビアペネム (BIPM：オメガシン®)	0.3g	2～3回	1日1.2g
B（中等症） ②条件による併用投与グループ	セフェピム (CFPM：マキシピーム®) ± クリンダマイシン (CLDM：ダラシンS®)	1～2g 600mg	2～4回 2～4回	1日4gまで 1日2400mgまで
	上記CFPMの代替薬として セフピロム (CPR：ケイテン®，ブロアクト®) あるいは， セフォゾプラン (CZOP：ファーストシン®)	1～2g	2～4回	1日4gまで
B（中等症） ③原則併用投与グループ	セフタジジム (CAZ：モダシン®) ＋ クリンダマイシン (CLDM：ダラシンS®)	1～2g 600mg	2～4回 2～4回	1日4gまで 1日2400mgまで
	上記CAZの代替薬として アズトレオナム (AZT：アザクタム®) あるいは， スルバクタム/セフォペラゾン (SBT/CPZ：スルペラゾン®)	1～2g	2～4回	1日4gまで

表 1 つづき

重症度群	抗菌薬	一回用量	一日の投与回数	備考
B（中等症）③原則併用投与グループ	シプロフロキサシン (CPFX：シプロキサン®) ＋	300 mg	2回	
	スルバクタム・アンピシリン (SBT/ABPC：ユナシンS®)	3 g	2～4回	
	上記CPFXの代替薬として パズフロキサシン (PZFX：パシル®，パズクロス®)	500 mg	2回	
	上記SBT/ABPCの代替薬として クリンダマイシン (CLDM：ダラシンS®)	600 mg	2～4回	1日2400 mgまで
C（重症）	B群の抗菌薬に以下を併用する			
	アミカシン (AMK：アミカシン®，ビクリン®)	15 mg/kg	1回	Peak：56～64 µg/ml Trough：≦1 µg/ml
	上記SBT/ABPCの代替薬として			
	ゲンタマイシン (GM：ゲンタシン®)	5～7 mg/kg	1回	Peak：16～24 µg/ml Trough：≦1 µg/ml
	トブラマイシン (TOB：トブラシン®)	5 mg/kg	1回	Peak：16～24 µg/ml Trough：≦1 µg/ml
	イセパマイシン (ISP：イセパシン®，エクサシン®)	8 mg/kg	1回	PeakおよびTroughの理想値が未確定．
	アルベカシン (ABK：ハベカシン®)	150～200 mg	1回	抗MRSA薬だが抗緑膿菌作用もある． Peak：9～20 µg/ml Trough：<2 µg/ml
	シプロフロキサシン (CPFX：シプロキサン®)	300 mg	2回	
	上記CPFXの代替薬として パズフロキサシン (PZFX：パシル®，パズクロス®)	500 mg	2回	
特定の耐性菌に対する抗菌薬 (1) MRSAを疑う群	バンコマイシン (VCM：塩酸バンコマイシン®注)	500 mg～1 g	2～4回	Peak：20～40 µg/ml Trough：5～10 µg/ml
		ATS/IDSAガイドラインでは15 mg/kg/12時間毎を推奨．		重症例ではtroughを10～15 µg/mlに上げるとされているが，ATS/IDSAガイドラインでは15～20 µg/mlを推奨している．
	テイコプラニン (TEIC：タゴシッド®注)	400 mg	初日12 hr毎，3回目以降は24 hr毎	Trough：10～20 µg/ml
	リネゾリド (LZD：ザイボックス®錠，注)	600 mg	2回	長期投与を避ける．
	アルベカシン (ABK：ハベカシン®)	150～200 mg	1回	Peak：9～20 µg/ml Trough：<2 µg/ml
(2) ESBL産生菌	第一選択：カルバペネム，その他の推奨薬：キノロン系 アシネトバクター属の場合は，βラクタマーゼ阻害薬のスルバクタム（SBT），タゾバクタム（TAZ）そのものが抗菌作用を有するので，スルバクタム/セフォペラゾン（SBT/CPZ：スルペラゾン®）タゾバクタム/ピペラシリン（TAZ/PIPC：ゾシン®）を推奨する．			
(3) MDRP（多剤耐性緑膿菌）	海外ではコリスチン®が使用されるが，本邦では未承認．			

表2 ATS/IDSA 院内肺炎ガイドライン[2]における HAP, VAP, HCAP の原因病原体が多剤耐性菌であるリスク因子

- 先行する 90 日以内に抗菌薬治療が行われた病歴
- 5 日以上の入院歴
- 薬剤耐性菌の高頻度地域あるいは特定院内ユニットへの入院
- HCAP の危険因子の存在
  先行する 90 日以内の 2 日以上の入院歴
  長期療養施設などの居住者
  在宅静注療法（抗菌薬を含む）
  在宅創傷治療
  家族に多剤耐性病原体の感染者
- 免疫抑制状態となる疾患に罹患あるいは治療中

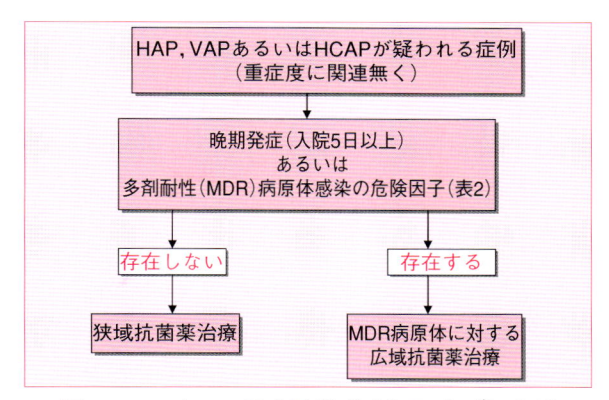

図2 ATS/IDSA 院内肺炎ガイドライン[1]における HAP の経験的抗菌薬治療のアルゴリズム

耐性菌が関与する可能性と選択すべき抗菌薬

1．初期治療薬の選択が重要

米国の VAP, ICU 関連肺炎に関する報告ではあるが, 初期抗菌薬治療が培養結果判明後に不適切であったと判明して治療薬を変更しても超過死亡を減らせないとの結果[5〜7]が存在する．これは, 重症院内肺炎症例に対しては, 最初にどの抗菌薬を用いるべきかが, 予後を決める重要なポイントとなることを示している．

2．耐性菌関与の予測

ATS/IDSA ガイドラインにおいては, 上述のように MDR 病原体による院内肺炎のリスク因子として表2の内容をあげている．このほかに Trouillet ら[8]は, 135 エピソード中 57％が潜在的耐性菌による感染で, 耐性菌による VAP の危険因子は, ①7 日以上の人口呼吸管理（odds 比, 6.0), ②先行する抗菌薬使用（odds 比, 13.5), ③先行する広域抗菌薬（三世代セファロスポリン系薬, フロオロキノロン系薬, カルバペネム）の使用（odds 比, 4.1）であった．そして, 分離された原因病原体をもっとも広くカバーしたのがカルバペネム, アミカシン, バンコマイシンの組み合わせであったと報告している．また, Iburahim らの同様の検討[9]では, 彼らの ICU における VAP の原因病原体でもっとも高頻度であったのが緑膿菌と MRSA であり, バンコマイシン, カルバペネム, フルオロキノロンの組み合わせがこれらの原因病原体の 90％をカバーして いたと報告している．

3．わが国の院内肺炎調査とカルバペネム

河野らによる院内肺炎の実態と meropenem を用いた初期治療に関する全国的調査[10]では, 2002 年ガイドラインの重症度分類で, III 群, IV 群に対する meropenem（メロペン®）単剤による治療効果は, 56.5％と他系統薬の単剤治療よりも高い治療効果を示した．カルバペネム系薬の院内肺炎における高い有効性は, 耐性度の高い緑膿菌などのグラム陰性桿菌のみならず, MRSA 以外の呼吸器感染症病原体であるグラム陽性球菌や嫌気性菌に対する抗菌力も良好であることによる．以上の報告にみられるようにカルバペネム系薬は院内肺炎の中心的な治療薬であるが, 緑膿菌肺炎などの耐性度の高いグラム陰性桿菌に対しては, カルバペネム耐性菌も存在することから単剤治療ではリスクが高い[11]．ATS/IDSA ガイドラインでは MDR 病原体の感染危険因子がある場合は, 単剤治療は行わず, 抗緑膿菌作用を有する異なる二系統の抗菌薬と抗 MRSA 薬の併用を勧めている．このことは治療効果が上がるだけでなく, 耐性化防止にも有効と考えられる．また, 本邦で発売されている panipenem（カルベニン®）は緑膿菌に対する抗菌力が他のカルバペネムより低いが, 肺炎球菌などに対する抗菌力が優れていることから, 新版 JRS ガイドラインにおいては, 耐性菌の関与が低い軽症群（A 群）の治療薬の一つとして位置づけられている．また, 本薬は imipenem（チエナム®）との交叉耐性があることより，緑膿菌が検出される状況では，たとえ原因病原体でなくとも imipenem の耐性化を防止する目的で投与を避けるよう，カルバペネムの使い分けが勧められている．

4．抗 MRSA 薬の併用

新版 JRS ガイドラインでは，MRSA 感染を考慮する場合として，グラム染色所見などで感染が疑われ，①長期（2週間を目安とする）の抗菌薬投与，②長期入院の既往，③MRSA 感染やコロナイゼーションの既往をあげており，MRSA 感染のリスクがあれば当初より併用することが望ましい（①項は，個人的には狭域スペクトラムのペニシリン系などであれば，長期投与後であっても MRSA の検出頻度は低いはずであり，広域抗菌薬の長期投与後と置き換えてもよいと考える）．

□ 抗菌薬をどのように投与すべきか

1．PK-PD パラメータに基づく理論的用法・用量

先述のわが国における院内肺炎の実態調査の検討[10]では，院内肺炎では重症例が多いにも関わらず，抗菌薬の投与量や投与回数が少ないことが問題として認識されており，今回の改訂ガイドラインで言及すべきと述べられている．これを受けて，新版 JRS ガイドラインでは，抗菌薬の系統により時間依存型と濃度依存型があることや，欧米と比較して全体的に抗菌薬の投与量が少なめであり，十分な投与量を確保することが重症肺炎治療では重要であることが強調され，PK-PD パラメータを考慮した投与法やブレイクポイント（有効・無効の MIC 分岐点）についても解説されている．具体的には，最近発売されたカルバペネム系薬の biapenem（オメガシン®）や doripenem（フィニバックス®）は，一回投与量が少ないため耐性度の高い菌に対しては，投与量を増やすことを勧めており，アミノ配糖体系薬などでは現行の認可用法・用量と，より高用量の推奨投与量の乖離なども示されている．

2．治療期間

Luna らによる VAP に関する報告[12]では，培養結果を除いた簡略 CPIS（clinical pulmonary infection score）を用いて，生存例では 3〜5 日目に改善がみられ，PaO$_2$/FiO$_2$ 比の改善がもっとも大きかったとしている．また，別の多施設ランダム化試験[12]では，緑膿菌肺炎をのぞくと 8 日間治療例と 15 日間治療例では予後が変わらなかったなどのエビデンスから，治療期間は 7 日間程度に短縮される方向にある．本邦では，欧米ガイドラインのように侵襲検査がしやすい VAP の比率が少ないことから，原因病原体判明後の de-escalation 用の検体は本邦では，喀痰グラム染色や培養で得られる情報の範囲となる．

おわりに

経験的抗菌薬治療は，原因病原体やその抗菌薬感受性など複数の未確定あるいは不確定因子の存在が常に避けられない．院内肺炎における，これらの因子を排除可能な抗菌薬治療についてわが国の新版ガイドラインに基づいて概説した．

文献

1) 日本呼吸器学会呼吸器感染症に関するガイドライン作成委員会：成人院内肺炎診療の基本的考え方. 2008
2) American Thoracic Society/Infectious Disease Society of America：Guidelines for the Management of adults with hospital-acquired, ventilator-associated, and healthcare-associated pneumonia. Am J Respir Crit Care Med 171：388-416, 2005
3) Watanabe A, Yanagihara K, Kohno S, et al：Multicenter Survey on Hospital-acquired Pneumonia and the Clinical Efficacy of First-line Antibiotics in Japan. Intern Med 47：245-254, 2008
4) Mandel LA, Wunderrink RG, Anzueueto A, et al：Infectious Disease Society of America/American Thoracic Society：Consensus guidelines on the management of Update of practice guidelines for the management of community-acquired pneumonia in immunocompetent adults. Clin Infect Dis 37：1405-1433, 2007
5) Luna CM, Vujacich P, Niederman MS, et al：Impact of BAL data on the therapy and outcome of ventilator-associated pneumonia. Chest 111：676-683, 1997
6) Alvarez-Lerma F：ICU-acquired pneumonia study group. Modification of empiric antibiotic treatment in patients with pneumonia acquired in the intensive care unit. Intensive Care Med 22：387-394, 1996
7) Kollef MH, Ward S：The influence of mini-BAL cultures on patient outcomes：implication for the antibiotic management of ventilator associated pneumonia. Chest 113：412-420, 1998

8) Trouillet JL, Chastre J, Vuagnat A, et al：Ventilator associated pneumonia caused by potentially drug-resistant bacteria. Am J Respir Crit Care Med 157：531-539, 1998
9) Iburahim EH, Ward S, Sherman G, et al：Experience with a clinical guideline for the treatment of ventilator associated pneumonia. Crit Care Med 29：1109-1115, 2001
10) 河野　茂，渡辺　彰，松島敏春，院内肺炎研究会：全国多施設での院内肺炎の実態と初期治療における meropenem の位置づけ．日化療誌 54：453-464, 2006
11) Fink MP, SnydmanDR, Niederman MS, et al：Treatment of severe pneumonia in hospitalized patients：Results of multicenter, randomized double-blind trial comparing intravenous ciplofloxacin with imipenem-cilastatin. The severe pneumonia study group. Antimicrob Agents chemother 38：547-557, 1994
12) Luna CM, Blanzanco D, Niderman MS, et al：Resolution of ventilator-associated pneumonia：prospective evaluation of the clinical pulmonary infection score as an early clinical predictor outcome. Crit Care Med 31：676-682, 2003
13) Chastre J, Wolff M, Fagon JY, et al：Comparison of 8 vs 15 days of antibiotic therapy for ventilator-associated pneumonia in adults：a randomized trial. JAMA 290：2588-2598, 2003

■ 疾患各論

4．医療ケア関連肺炎；何を選んでどう使うか？

進藤 有一郎[*]　長谷川 好規[*]
しんどう ゆういちろう　はせがわ よしのり

- 医療ケア関連肺炎（HCAP：Health-care-associated pneumonia）は，かつて市中肺炎（CAP：Community-acquired pneumonia）と定義されていたが，その予後と検出菌の相違から CAP とは区別される新たなカテゴリーである．
- HCAP 患者は CAP 患者よりも初期治療失敗例が多く，その原因の一つは CAP 患者よりも緑膿菌や MRSA 等の耐性菌が検出されやすいことによる．
- HCAP 患者では，緑膿菌や MRSA 等の耐性菌の検出割合は重症度に依存しないため，初期抗菌薬を決定する際にはそれらのリスク因子の有無を考慮することが大切である．

| Key Words | 医療ケア関連肺炎，死亡割合，耐性菌，重症度，初期抗菌治療 |

　肺炎のカテゴリーは今まで市中肺炎（CAP：Community-acquired pneumonia）と院内肺炎（HAP：Hospital-acquired pneumonia（VAP：Ventilator-associated pneumonia 含む））の大きく 2 つの枠組みだったが，2005 年に改訂された ATS/IDSA のガイドラインでは医療ケア関連肺炎（HCAP：Health-care-associated pneumonia）という新しい概念が加わった（定義は表1参照）[1]．本項では，HCAP の自験成績を中心に引用しながら未だ必ずしも明確にはなっていないこの新しい概念を紹介する．

□ HCAP の概念と問題点

　かつて CAP とひとくくりに定義されていた患者群の中に，市中に存在しながらも医療ケアとの関わりが深く，実は HAP 患者と予後や起炎菌が類似している一群がいた．この一群が HCAP 患者である．この HCAP を CAP とはっきり区別するべきであるという海外での疫学研究報告は増えつつあり[2〜5]，その概念は worldwide なものになりつつある[6]．
　HCAP の位置づけは，図1 に示したように CAP と HAP の中間に位置しているが，各国の

表1　肺炎のカテゴリーと定義

▶ **市中肺炎**（CAP：Community-acquired pneumonia）
　病院外で日常生活をしていた人に発症した肺炎．

▶ **医療ケア関連肺炎**（HCAP：Health-care-associated pneumonia）
　以下のいずれかの項目を満たす人に発症した肺炎．CAP との区別が必要．
　1．過去 90 日以内に，2 日以上の病院への入院歴がある
　2．介護施設・長期滞在型療養施設入所者
　3．在宅注射患者（抗菌薬投与・化学療法含む）
　4．30 日以内の維持透析歴（血液透析・腹膜透析含む）
　5．在宅での創傷治療

▶ **院内肺炎**（HAP：Hospital-acquired pneumonia）
　入院後 48 時間以降に新たに発生した肺炎．

▶ **人工呼吸器関連肺炎**（VAP：Ventilator-associated pneumonia）
　気管挿管・人工呼吸器開始後 48 時間以降に発生した肺炎．

[*]名古屋大学大学院医学系研究科　呼吸器内科学

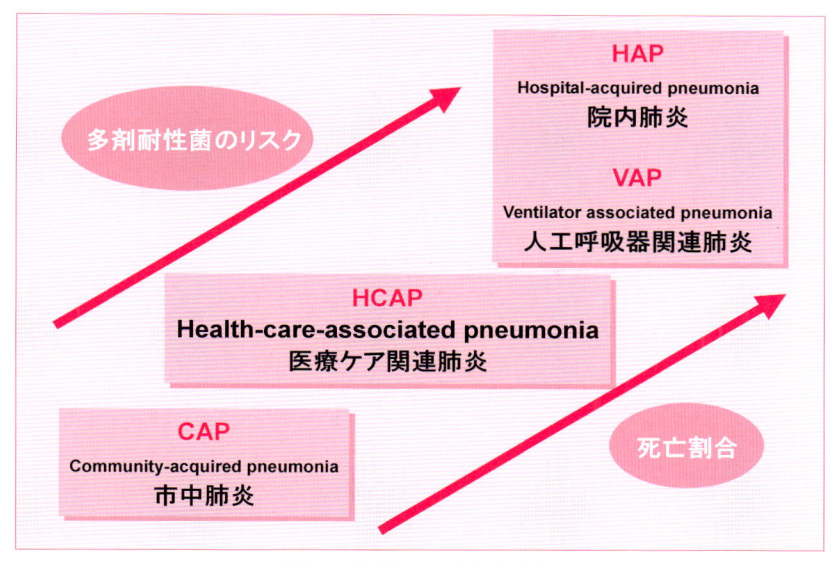

図1　肺炎のスペクトラム
(Craven DE : *Current Opinion in Infectious Diseases*. Curr Opin Infect Dis 19 : 153-160, 2006[15]より改変)

医療システム等の違いによりその位置がCAPに近づくかHAPに近づくかの違いがある．実際，海外での報告における起炎菌（とくに緑膿菌，MRSA，肺炎球菌）の分布や死亡割合を比較すると，スペインのCarratalàらによる報告ではCAPに近く，米国のKollef，Micekらによる報告ではHAPに近い印象がある[3〜5,7]．

2007年IDSA/ATSのCAPガイドラインでは，重症度による起炎菌の違い（軽症例ではマイコプラズマやクラミジアは多くなり，重症例では黄色ブドウ球菌やレジオネラが増える）から重症度により推奨抗菌薬が異なる．一方，2005年ATS/IDSAのHCAP/HAP/VAPガイドラインでは緑膿菌やMRSAなどの多剤耐性菌のリスク因子の有無で推奨抗菌薬が分かれており重症度評価は考慮されていない[1,8]．しかし，かつてHCAPはCAPと定義されていたわけであるが，HCAPの過去の疫学研究において重症度による起炎菌の違いや死亡割合は説明されていなかった．

以上のことから本邦でのHCAP診療においては，以下の疑問点があげられる．

① CAPとHAPのどちらのストラテジーで治療したほうがよいのか？

② 抗菌薬選択において重症度は考慮されなくてもよいのか？

③ ATS/IDSAガイドラインのように，ルーチーンに緑膿菌やMRSAをカバーするような複数の抗菌薬を選択したほうがよいのか？

また，これら3つの問題点に加え，HCAPの定義や位置付けなどの問題もあるが，我々の研究から本邦のHCAPの姿がみえてきたので[9]，その対応と治療戦略のあり方を本章で述べる．

□ HCAP患者の背景

まず，**表1**に示したHCAPの定義の各項目における内訳は**表2**の通りである．度々HCAPを「施設関連肺炎」と訳されていることがあるが，施設関連肺炎（NHAP：Nursing home-acquired pneumonia）は約60％であり，もともとHCAPはNHAPも含めた包括的な概念であるため「医療ケア関連肺炎」と訳すほうが適切であると考えられる．

表3にHCAP群とCAP群の背景の比較を示す．HCAP群とCAP群を比べるとHCAP群で有意に高齢者が多い．CAPの重症度評価において有用と言われているA-DROPシステムを用いて両群の重症度をみると[10]，HCAP群はCAP群より有意に重症に偏っていた．また，誤嚥，酸血

表2　HCAP患者141例の内訳*

	No. (%)
過去90日以内に，2日以上の入院歴がある	55 (39.0)
介護施設・長期滞在型療養施設入所者	86 (61.0)
在宅注射患者（抗菌薬投与含む）	23 (16.3)
30日以内の維持透析歴（血液透析・腹膜透析含む）	10 (7.1)
在宅での創傷治療	3 (2.1)

(Shindo Y, et al：Chest 135：633-640, 2009[9])の表を改変)
*重複例含む

表3　HCAPおよびCAP患者の背景*

項目/変数	HCAP (n=141)	CAP (n=230)	P値
男性	78 (55.3)	145 (63.0)	0.140
年齢，歳	81.3±9.8	69.7±16.9	<0.001
合併症			
悪性疾患	20 (14.2)	34 (14.8)	0.874
慢性肺疾患	38 (27.0)	82 (35.7)	0.082
慢性心不全	22 (15.6)	21 (9.1)	0.059
慢性腎疾患	14 (9.9)	5 (2.2)	0.001
中枢神経疾患	59 (41.8)	46 (20.0)	<0.001
免疫不全	13 (9.2)	17 (7.4)	0.531
臨床パラメーター・検査・画像所見			
意識変容	60 (42.6)	32 (13.9)	<0.001
収縮期血圧<90 mmHg または拡張期血圧≦60 mmHg	43 (30.5)	66 (28.7)	0.712
呼吸不全[†]	85 (60.3)	106 (46.1)	0.008
BUN≧21 mg/dL	69 (48.9)	73 (31.7)	0.001
pH<7.35[§]	18 (14.9)	10 (5.2)	0.003
Na<130 mmol/L	12 (8.5)	8 (3.5)	0.037
Ht<30%	22 (15.6)	15 (6.5)	0.005
両側性陰影	41 (29.1)	64 (27.8)	0.795
過去90日以内の抗菌薬使用歴	89 (63.1)	48 (20.9)	<0.001
誤嚥の関与	82 (58.2)	42 (18.3)	<0.001
経管栄養	14 (9.9)	1 (0.4)	<0.001
A-DROP重症度			<0.001[‖]
軽症（score, 0）	4 (2.8)	60 (26.1)	
中等症（score, 1 or 2）	72 (51.1)	116 (50.4)	
重症（score, 3-5）	65 (46.1)	54 (23.5)	

(Shindo Y, et al：Chest 135：633-640, 2009[9])の表を改変)
*データは，No. (%) またはmean±SDで表記．
[†]SpO$_2$≦90%，PaO$_2$≦60 Torr，またはPaO$_2$/FiO$_2$≦300．
[§]病院到着時に動脈血液ガスを測定された症例は371例中314例（84.6%）．
[‖]傾向検定

症（pH<7.35），貧血，低Na血症という抗菌治療以外の全身管理上問題となるような背景もHCAP患者は抱えやすいことに注意しなければならない．

□ **HCAP患者における検出微生物と予後**

HCAP群とCAP群で患者背景が異なるのであれば，検出微生物にも違いはあるのだろうか？表4にその結果を示す．HCAP群では肺炎球菌がCAP同様に検出微生物第一位である．グラム

表4 HCAPおよびCAP患者における検出微生物*

検出微生物	HCAP (n=141)	CAP (n=230)
グラム陰性菌	34 (24.1)	30 (13.0)
Klebsiella 属	10 (7.1)	4 (1.7)
ESBLs+[†]	0 (0)	0 (0)
Pseudomonas 属	8 (5.7)	4 (1.7)
Escherichia coli	5 (3.5)	1 (0.4)
ESBLs+[†]	1 (0.7)	0 (0)
Haemophilus influenzae	4 (2.8)	17 (7.4)
Proteus mirabilis	4 (2.8)	1 (0.4)
Acinetobacter 属	3 (2.1)	0 (0)
Stenotrophomas maltophilia	0 (0)	0 (0)
その他のグラム陰性菌	4 (2.8)	3 (1.3)
グラム陽性菌	44 (31.2)	72 (31.3)
Streptococcus pneumoniae	19 (13.5)	44 (19.1)
Staphylococcus aureus	14 (9.9)	14 (6.1)
MSSA[‡]	9 (6.4)	12 (5.2)
MRSA[§]	5 (3.5)	2 (0.9)
S. pneumoniae 以外の連鎖球菌	10 (7.1)	12 (5.2)
その他のグラム陽性菌	4 (2.8)	3 (1.3)
非定型病原体	1 (0.7)	16 (7.0)
Chlamydophila pneumoniae	1[‖] (0.7)	13[‖] (5.7)
Mycoplasma pneumoniae	0 (0)	2 (0.9)
Legionella pneumophila	0 (0)	1 (0.4)
Nocardia 属	1 (0.7)	0 (0)
検出微生物不明	64 (45.4)	121 (52.6)

(Shindo Y, et al：Chest 135：633-640, 2009[9])の表を改変)

*データはNo.(％)で表記.
[†]Extended-spectrum β-lactamase-producing
[‡]Methicillin-sensitive *Staphylococcus aureus*（メチシリン感受性黄色ブドウ球菌）
[§]Methicillin-resistant *Staphylococcus aureus*（メチシリン耐性黄色ブドウ球菌）
[‖]HCAP群の1例，CAP群の12例は疑い例.

陰性菌では，CAP群においてインフルエンザ桿菌が多いのに対し，HCAP群では緑膿菌や腸内細菌が多くなり，またMRSAもCAP群より多く検出される傾向にある．しかし日本でのHAPの多施設共同研究結果と比べるとHCAP群の緑膿菌やMRSAの頻度は高くない[11]．このように検出微生物の出現頻度からも肺炎のスペクトラム（図1）におけるHCAPの位置づけはCAPとHAPの中間にあることが理解できる．

表5に初期抗菌治療内容と予後を示す．まず予後において，CAP群よりもHCAP群は30日および入院死亡割合が有意に高く，また初期治療失敗割合もHCAP群で高い傾向にあった．次に初期治療に使用された抗菌薬において，CAP群では研究対象施設においてクリニカルパスを導入していた影響もあり[12]，8割以上がβ-ラクタム＋マクロライドまたはキノロン薬という選択になっていたが，HCAP群ではβ-ラクタム単剤治療やβ-ラクタム＋クリンダマイシンという治療が多かった．これは本邦の誤嚥性肺炎や施設関連肺炎の推奨抗菌薬を反映していることも一つの要因と考えられる．しかし初期抗菌治療を感受性試験の結果から抗菌治療の適切性を評価した場合において，海外の報告と同様にHCAP群はCAP群より有意に「不適切」な初期抗菌治療を受けてしまっていた．このことは，より適切な初期抗菌治療を行うためには「HCAP（医療ケア関連肺炎）」というはっきりとしたカテゴリーを認識して治療戦略

表5 HCAPおよびCAP患者における抗菌治療内容と予後*

治療内容と予後	HCAP (n=141)	CAP (n=230)	P値
初期抗菌治療			
Monotherapy（単剤での治療）	60 (42.6)	23 (10.0)	
β-ラクタム薬	56 (39.7)	23 (10.0)	
キノロン薬	3 (2.1)	0 (0)	
その他	1 (0.7)	0 (0)	
Combination therapy（2剤での治療）	81 (57.4)	207 (90.0)	
β-ラクタム薬+キノロン薬	10 (7.1)	7 (3.0)	
β-ラクタム薬+アミノ配糖体	5 (3.5)	0 (0)	
β-ラクタム薬+マクロライド薬	29 (20.6)	186 (80.9)	
β-ラクタム薬+クリンダマイシン	35 (24.8)	13 (5.7)	
その他	2 (1.4)	1 (0.4)	
30日死亡[†]	22 (16.6)	11 (4.8)	<0.001
入院死亡	30 (21.3)	17 (7.4)	<0.001
初期治療失敗	35 (24.8)	41 (17.8)	0.105
不適切な初期抗菌治療	15/72[‡] (20.8)	10/103[‡] (9.7)	0.038

(Shindo Y, et al：Chest 135：633-640, 2009[9])の表を改変）

*データはNo.（％）で表記．
[†]30日死亡が不明例のうち，肺炎が改善したと判断され退院した症例は生存と評価．
[‡]HCAP群の5例，CAP群の4例では初期抗菌薬の適切性の評価はできず．

を考えたほうがよいことを示唆している．

□ HCAP患者の予後とPDR pathogens： A-DROP重症度別評価

表3に示したようにHCAP群とCAP群では年齢分布に大きな違いがある．HCAP群とCAP群との違いをみるために，年齢で調整（HCAPの最低年齢53歳より下のCAP群の低年齢層を除外）してA-DROP重症度3段階で入院死亡とPotentially drug-resistant（PDR）pathogens（MRSA；*Pseudomonas*属；*Acinetobacter*属；*Stenotrophomas maltophilia*；ESBL産生腸内細菌）の検出頻度を比較した．

その結果を表6に示す．両群ともに重症では入院死亡割合は高いが有意差は見られなかった．一方，中等症で入院死亡割合が約10％もHCAP群で有意に高かった．さらにPDR pathogensの検出割合も重症ではなく中等症でHCAP群ではCAP群より有意に高かった．この結果からHCAPの治療戦略を考えるとき，中等症の治療戦略をどのようにしていくかが今後のHCAP患者の予後改善には重要であると考えられる．さらにPDR pathogensの検出割合は，CAP群では重症度に依存していたのに対し，HCAPでは重症度に依存しなかったことを考慮すると臨床医はHCAP患者に対する初期抗菌薬を選択する際にはたとえ重症ではなくてもPDR pathogensをより考慮する必要がある．

次に，HCAP患者において初期治療を失敗した場合や不適切な初期抗菌治療がなされた場合に予後はどのような影響を受けるか検証してみた．HCAP患者における初期治療成功・失敗例における入院死亡割合はそれぞれ7.5％（8/106），62.9％（22/35）であり，適切な初期抗菌治療・不適切な初期抗菌治療例における入院死亡割合はそれぞれ17.5％（10/57），33.3％（5/15）であった．この結果は，初期治療の失敗は致命的な結果につながっていたことを示すとともに，抗菌治療を含めた適切な初期治療がHCAP患者の予後改善には非常に重要であることを示している．

HCAP群ではCAP群より有意に多くPDR pathogensが検出されたが（表6），このPDR pathogensの検出がどれだけ初期治療失敗や不適切な初期抗菌治療に影響を与えているのだろう

表6 A-DROP重症度別の入院死亡割合とPDR pathogens検出頻度の比較

重症度	HCAP (n=141)	CAP (n=203[†])	P値
入院死亡[‡], %（n/N）			
軽症（score, 0）	0（0/4）	0（0/41）	—
中等症（score, 1-2）	11.1（8/72）	1.9（2/108）	0.008
重症（score, 3-5）	33.8（22/65）	27.8（15/54）	0.476
Total	21.3（30/141）	8.4（17/203）	0.001
PDR pathogensの出現[*], %（n/N）	(n=77[§])	(n=101[§])	
軽症（score, 0）	0（0/0）	0（0/15）	—
中等症（score, 1-2）	22.2（8/36）	1.9（1/52）	0.002
重症（score, 3-5）	22.0（9/41）	14.7（5/34）	0.423
Total	22.1（17/77）	5.9（6/101）	0.001

(Shindo Y, et al：Chest 135：633-640, 2009[9])の表を改変)

[*]Potentially drug-resistant（PDR）pathogensは以下の微生物と定義：
　MRSA, *Pseudomonas*属, *Acinetobacter*属, *S. maltophilia*, ESBL産生腸内細菌.
[†]CAP群の53歳（HCAP群の最低年齢）以下の27例は年齢因子の影響を減らすために除外.
[‡]中等症例における死因は以下の通り：
HCAP群：肺炎悪化4例, 肺炎再燃4例.
CAP群：肺炎悪化1例, 膵癌1例.
PDR pathogensが検出例での死亡例は，HCAP群1/3例（33.3%），CAP群0/1例（0%）．
重症例における死因は以下の通り：
HCAP群：肺炎悪化17例, 肺炎再燃5例.
CAP群：肺炎悪化7例, 肺炎再燃6例, 心筋梗塞1例, 成人T細胞白血病1例．
PDR pathogens検出例での死亡例は，HCAP群4/13例（30.8%），CAP群2/12例（16.7%）．
[§]病原体が検出/同定された例のみで評価（CAP群の53歳未満は除外）．

表7 PDR pathogens検出有無別のHCAP患者における初期治療の評価[*]

	PDR pathogens検出 あり	PDR pathogens検出 なし
初期治療の失敗	70.6（12/17）	16.7（10/60）
不適切な初期抗菌治療[†]	75.0（12/16）	5.4（3/56）

[*]検出菌不明例除外

PDR pathogens検出の初期治療失敗・不適切な初期抗菌治療に与える影響の大きさ

	リスク比	95%信頼区間	P値
初期治療の失敗	4.2	2.2-8.1	<0.001
不適切な初期抗菌治療[†]	14.0	4.5-43.6	<0.001

(Shindo Y, et al：Chest 135：633-640, 2009[9])の表を改変)
[†]感受性試験の結果から判定された抗菌薬の適切さ

か？ 表7にその結果を示す．HCAP患者では，PDR pathogensが検出されると初期治療失敗のリスクは4倍，不適切な初期抗菌治療を受けるリスクは14倍に跳ね上がっていた．

□ HCAP患者における
　　PDR pathogensのリスク因子

表6に示したようにPDR pathogensの出現はHCAP患者においては重症度に依存しないなら

表8 HCAP患者におけるPDR pathogensのリスク因子*

	あり	なし	リスク比	95%信頼区間	P値
過去90日以内の抗菌薬使用歴	14/50 (28.0%)	3/27 (11.1%)	2.5	0.8-8.0	0.088
過去90日以内の2日以上の広域抗菌薬使用歴†	11/31 (35.5%)	5/44 (11.4%)	3.1	1.2-8.1	0.012
慢性肺疾患	5/22 (22.7%)	12/55 (21.8%)	1.0	0.4-2.6	0.931
誤嚥の関与	14/54 (25.9%)	3/23 (13.0%)	2.0	0.6-6.3	0.212
経管栄養	5/11 (45.5%)	12/66 (18.2%)	2.5	1.1-5.7	0.044
ADL低下	14/49 (28.6%)	3/28 (10.7%)	2.7	0.8-8.5	0.069
免疫不全	0/5 (0.0%)	17/72 (23.6%)	―		0.218

(Shindo Y, et al：Chest 135：633-640, 2009[9])の表を改変)

*病原体が検出された77例で評価.
†広域抗菌薬は，抗緑膿菌ペニシリン・3世代または4世代セフェム注射・カルバペネム・キノロン薬と定義．2例は前使用された抗菌薬の詳細が不明であり除外．

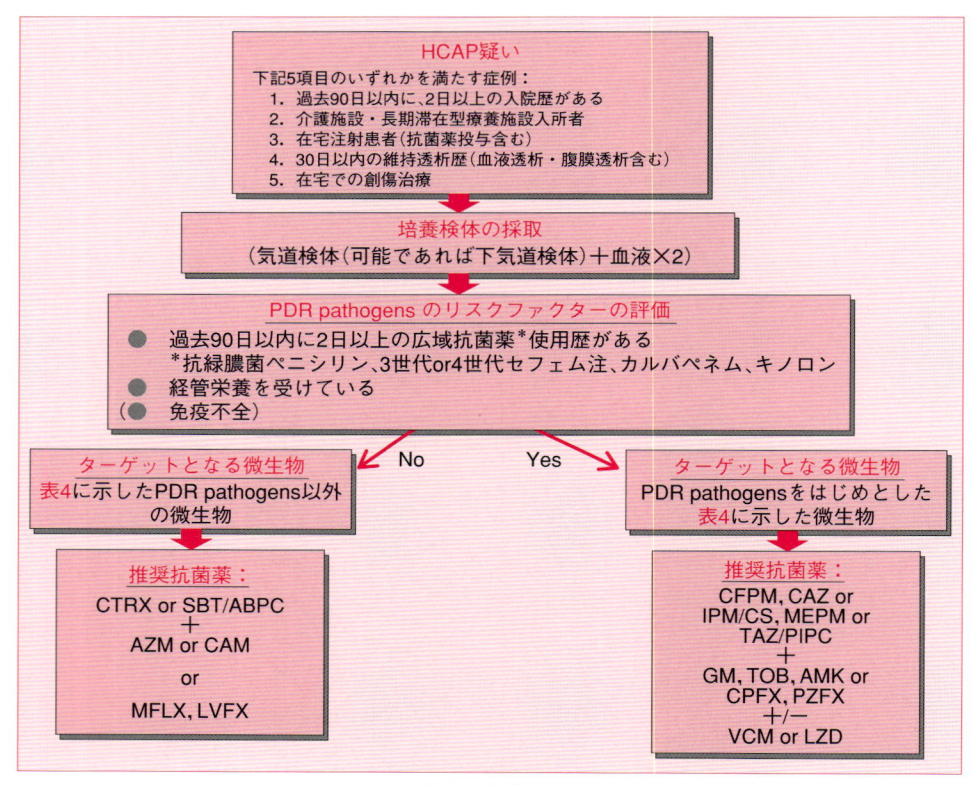

図2 HCAPに対する初期抗菌治療戦略（案）

ば，初期抗菌薬を決定する際にはPDR pathogens出現のリスク因子の見極めが重要になってくる．表8に我々の結果から得られたHCAP患者におけるPDR pathogens出現のリスク因子を示す．過去3ヵ月以内に広域抗菌薬を2日以上使用している，または経管栄養を受けていることが有意なリスク因子であり，リスク比はそれぞれ3.1倍と2.5倍であった．

□ HCAP患者における初期抗菌治療戦略

HCAP患者によりよい治療を提供するためには，まずHCAP患者を見極めること，そして初

期治療を決定する際にはPDR pathogensのリスク因子の有無を考えて抗菌薬を選択することが重要である[9]．

図2にHCAP患者における推奨初期抗菌薬（案）を示す．PDR pathogensのリスクがない群ではCAPと同様にβ-ラクタム＋マクロライドまたは呼吸器キノロン薬単独がよいかもしれない[13]．一方，PDR pathogensのリスクがある群ではたとえ重症に分類されなくても2005年ATS/IDSAのHAPガイドラインの多剤耐性菌リスクあり群の選択，もしくは2008年JRSのHAPガイドラインでのC群の選択がよいと思われる[1,14]．しかし，本邦におけるHCAPの臨床研究は進んでいないことから，あくまでもこれは提案であり，今後さらなる検討を重ねなければならない．

おわりに

人口の高齢化が世界各国で言われており，その中の上位にある日本でも，今後高齢化はますます進んでいくと予想されている．このような社会情勢の中で全肺炎患者中に占めるHCAPの割合はますます増えていくであろう．したがって，HCAPに対するより効果的かつ効率的な治療戦略を考えていくことは重要な課題であると考えられる．

CAP患者に比べHCAP患者は死亡割合が高くかつPDR pathogensの出現頻度も高い．本章では我々の自験成績を紹介し，HCAPはCAPと区別する立場から，その本邦における初期治療戦略を提案した．肺炎患者に対し適切な抗菌薬選択をする上で，肺炎をどのように分類して治療ストラテジーを考えていくのが本邦において妥当であるのか，今後さらなる研究を積み重ねる必要がある．

文　献

1) American Thoracic Society, Infectious Diseases Society of America：Guidelines for the management of adults with hospital-acquired, ventilator-associated, and healthcare-associated pneumonia. Am J Respir Crit Care Med 171：388-416, 2005
2) Venditti M, Falcone M, Corrao S, et al：Outcomes of patients hospitalized with community-acquired, health care-associated, and hospital-acquired pneumonia. Ann Intern Med 150：19-26, 2009
3) Micek ST, Kollef KE, Reichley RM, et al：Health care-associated pneumonia and community-acquired pneumonia：a single-center experience. Antimicrob Agents Chemother 51：3568-3573, 2007
4) Carratala J, Mykietiuk A, Fernandez-Sabe N, et al：Health care-associated pneumonia requiring hospital admission：epidemiology, antibiotic therapy, and clinical outcomes. Arch Intern Med 167：1393-1399, 2007
5) Kollef MH, Shorr A, Tabak YP, et al：Epidemiology and outcomes of health-care-associated pneumonia：results from a large US database of culture-positive pneumonia. Chest 128：3854-3862, 2005
6) Kollef MH：Health-Care-Associated Pneumonia：Not Just a US Phenomenon. Chest 135：594-596, 2009
7) Carratala J, Garcia-Vidal C：What is healthcare-associated pneumonia and how is it managed？ Curr Opin Infect Dis 21：168-173, 2008
8) Mandell LA, Wunderink RG, Anzueto A, et al：Infectious Diseases Society of America/American Thoracic Society consensus guidelines on the management of community-acquired pneumonia in adults. Clin Infect Dis 44 Suppl 2：S27-72, 2007
9) Shindo Y, Sato S, Maruyama E, et al：Health-care-associated pneumonia among hospitalized patients in a Japanese community hospital. Chest 135：633-640, 2009
10) Shindo Y, Sato S, Maruyama E, et al：Comparison of severity scoring systems A-DROP and CURB-65 for community-acquired pneumonia. Respirology 13：731-735, 2008
11) Watanabe A, Yanagihara K, Kohno S, et al：Multicenter survey on hospital-acquired pneumonia and the clinical efficacy of first-line antibiotics in Japan. Intern Med 47：245-254. 2008
12) Shindo Y, Sato S, Maruyama E, et al：Implication of Clinical Pathway Care for Community-Acquired Pneumonia in a Community Hospital：Early Switch from an Intravenous b-lactam plus a Macrolide to an Oral Respiratory Fluoroquinolone. Intern Med 47：1-20, 2008
13) Kollef MH, Morrow LE, Baughman RP, et al：Health care-associated pneumonia（HCAP）：a critical appraisal to improve identification, management, and outcomes--proceedings of the HCAP Summit. Clin Infect Dis 46 Suppl 4：S296-334；quiz 335-298, 2008
14) 日本呼吸器学会呼吸器感染症に関するガイドライン作成委員会：成人院内肺炎診療ガイドライン．日本呼吸器学会，東京，2008
15) Craven DE：What is healthcare-associated pneumonia, and how should it be treated？ Curr Opin Infect Dis 19：153-160, 2006

■ 疾患各論

5．肝・胆道系感染症；何を選んでどう使うか？

加川　建弘[*]

- 肝胆道系感染症の主要な起炎菌は Escherichia coli と Klebsiella 属である．
- 肝膿瘍，急性胆管炎，急性胆嚢炎と診断されしだい，full dose の抗菌薬を静注投与する．
- 胆道感染症では胆道移行性の良い抗菌薬を投与する．
- 重症例では第三，四世代セフェム系薬の投与が推奨される．

Key Words　肝膿瘍，急性胆管炎，急性胆嚢炎，グラム陰性桿菌，セフェム系薬

　肝・胆道系の代表的な感染症は，肝では肝膿瘍，胆道系では急性胆管炎，急性胆嚢炎である．以下，これらの疾患について概説する．

□ 肝膿瘍

　肝膿瘍の典型的な症状は発熱，黄疸，上腹部痛（肝叩打痛）であるが，これらすべてを訴えるのは10％程度にすぎない．したがって原因不明の発熱や上腹部の不快感が持続する場合にはスクリーニングとして侵襲のない腹部超音波検査を行うべきである．肝膿瘍はアメーバ性と細菌性に分類される．

1．アメーバ性肝膿瘍

　世界で年間3800万人が腸アメーバやアメーバ性肝膿瘍を発症し，4～11万人が死亡している．成熟囊子の経口摂取により感染し，原虫が大腸粘膜に侵入，潰瘍を形成することで腸アメーバ症が成立，その後，経門脈的に肝に達し肝膿瘍を形成する．近年，Entamoeba histolytica と Entamoeba dispar が独立した種であり，Entamoeba histolytica のみが病原性を有することが明らかにされた．治療としてはメトロニダゾールを10～14日間投与する．

2．細菌性肝膿瘍

① 臨床的特徴

　細菌の侵入経路として門脈，肝動脈，胆管，外傷，腹腔内感染巣からの5つのルートがある．胆管炎が肝膿瘍のもっとも多い原因であるが，近年，胆管系の診断およびドレナージ技術の向上により，胆管炎に起因する肝膿瘍が減少し相対的に基礎疾患のない症例が増加，全体の約60％を占めている．糖尿病，肝硬変，HIV 感染や抗癌剤投与中の immunocompromized host，重篤な心血管疾患を有する患者は肝膿瘍を発症するリスクが高い．細菌性肝膿瘍による死亡率は以前100％近くであったが，ドレナージ技術の進歩により近年は約30％に改善し，特に基礎疾患のない患者では5％前後である．

② 起炎菌

　肝膿瘍と診断されたら血液培養やドレナージにより起炎菌の同定に努める．何度培養しても起炎菌が同定できない場合や，抗菌薬を投与しても症状が改善しない場合はアメーバ性肝膿瘍を疑う．嫌気性培養の技術を駆使すると，肝膿瘍の45～75％は嫌気性菌または嫌気性菌と好気性菌の混合感染による[1]．Escherichia coli と Klebsiella pneumoniae が肝膿瘍の代表的な起炎菌であるが，近年，K. pneumoniae によるものが増加している．K. pneumoniae による肝膿瘍の特徴として，ガスを産生することが多く，糖尿病を持つ人で発症率が高い．胆道疾患など原因となる基礎疾患がないことが多く，生命予後は良好である．一方，敗血症から肺炎，皮膚病変，髄膜炎，眼内炎を合併することがあり，特に眼内炎は失明率が高く，早期診断，治療が重要である．最近，肺炎や眼内炎を合併する K. pneumoniae の strain は magA

[*]東海大学医学部　内科学系消化器内科学

表1　重症度判定基準

急性胆管炎

重症
　以下のいずれかをともなう場合
　　1．ショック
　　2．菌血症
　　3．意識障害
　　4．急性腎不全
中等症
　以下のいずれかをともなう場合
　　1．黄疸（ビリルビン＞2.0 mg/dl）
　　2．低アルブミン血症（アルブミン＜3.0 g/dl）
　　3．腎機能障害（クレアチニン＞1.5 mg/dl，尿素窒素＞20 mg/dl）
　　4．血小板数減少（＜12万/mm³）
　　5．39℃以上の高熱
軽症
　上記の基準を満たさないもの

急性胆嚢炎

重症
　以下のいずれかをともなう場合
　　1．黄疸
　　2．重篤な局所合併症：胆汁性腹膜炎，胆嚢周囲膿瘍，肝膿瘍
　　3．胆嚢捻転症，気腫性胆嚢炎，壊疽性胆嚢炎，化膿性胆嚢炎
中等症
　以下のいずれかをともなう場合
　　1．高度の炎症反応（白血球数＞14000/mm³またはCRP＞10 mg/dl）
　　2．胆嚢周囲液体貯留
　　3．胆嚢壁の高度炎症性変化：胆嚢壁不整像，高度の胆嚢壁肥厚
軽症
　上記の基準を満たさないもの

表2　急性胆管炎における細菌培養陽性率

しばしば検出される菌腫（＞5％）
　Escherichia coli
　Klebsiella
　Enterobacter
ときどき検出される菌腫（＜5％）
　Proteus
　Salmonella typhi
　Salmonella paratyphi
　Citrobacter
　Pseudomonas
　Streptococcus spp.
嫌気性菌
　Clostridium
　Streptococcus faecalis
　Bacteroides

急性胆管炎，急性胆嚢炎

① 臨床的特徴

急性胆管炎は総胆管結石の嵌頓，あるいは腫瘍により閉塞した胆管に細菌感染を起こした場合に生ずる．診断，治療が遅れると胆管内圧の上昇から血中に細菌が侵入することによって敗血症を合併しMOFに至る死亡率の高い疾患である．

急性胆嚢炎の多くは胆石が胆嚢管あるいは胆嚢頸部に嵌頓することによって生じる．細菌感染がなくても急性胆嚢炎を生じうるが，胆石を有する場合は細菌陽性率が高い．**表1**に疾患の重症度判定基準を示す[3]．中等症以上では胆道ドレナージが必要である．

② 起炎菌（表2）[3]

胆道感染症の起炎菌として多いのは肝膿瘍と同様，*E. coli*，*Klebsiella*属のグラム陰性桿菌である．嫌気性菌では*Bacteroides fragilis*がもっとも多くみられる．胆道ドレナージ，抗菌薬の使用を長期間行っている症例では*Pseudomonas*属やMRSAの検出頻度が高くなる．このような症例では2種以上の混合感染が認められることも多く注意が必要である．胆道系感染症における細菌学的診断は治療の基本であり，血液培養，胆汁培養を積極的に行い，起炎菌の同定に努めるべきである．

③ 抗菌薬の使い方

抗菌薬選択においては，①想定される起炎菌に対する抗菌力，②抗菌薬の胆道移行性，③胆

と呼ばれる遺伝子を保有しているという報告があり，*magA*の遺伝子産物が病原性と関係している可能性が示唆されている[2]．

③ 抗菌薬の使い方

E. coli，*K. pneumoniae*に有効な第三世代セフェムであるスルバクタム/セフォペラゾン（SBT/CPZ）やセフタジジム（CAZ）がよく使用され，full doseの静脈内投与が必要である．抗菌薬の投与をいつまで継続すべきかは，膿瘍の大きさ，重症度，抗菌薬に対する反応性，ドレナージの有無，宿主の免疫能などによって左右されるが，通常14日間以上は必要である．

表3　胆汁移行性のよい抗菌薬

	一般名	略号	商品名
セフェム系			
第一世代	セファゾリン	CEZ	セファメジン®
第二世代	セフメタゾール	CMZ	セフメタゾン®
	セフォチアム	CTM	パンスポリン®, ハロスポア®
	フロモキセフ	FMOX	フルマリン®
第三, 四世代	スルバクタム/セフォペラゾン	SBT/CPZ	スルペラゾン®
	セフォペラゾン	CPZ	セフォペラジン®
	セフトリアキソン	CTRX	ロセフィン®
	セフピロム	CPR	ブロアクト®, ケイテン®
	セフタジジム	CAZ	モダシン®
	セフォゾプラン	CZOP	ファーストシン®
ペニシリン系	ピペラシリン	PIPC	ペントシリン®
	アスポキシシリン	ASPC	ドイル®
	タゾバクタム/ピペラシリン	TAZ/PIPC	タゾシン®
	アンピシリン	ABPC	ビクシリン®
ニューキノロン系	シプロフロキサシン	CPFX	シプロキサン®
	パズフロキサシン	PZFX	パシル®
モノバクタム系	アズトレオナム	AZT	アザクタム®
カルバペネム系	メロペネム	MEPM	メロペン®
	イミペネム/シラスタチン	IPM/CS	チエナム®
	ビアペネム	BIPM	オメガシン®
リンコマイシン系	クリンダマイシン	CLDM	ダラシン®-S

道感染症の重症度，④胆道閉塞の有無，⑤その患者に対する過去の抗菌薬投与歴，⑥その施設での過去の起炎菌検出状況を考慮すべきである[3]．**表3**に胆汁移行性のよい抗菌薬を示す[3]．第一選択となるのは *E. coli*，*Klebsiella* をカバーし，胆汁移行性の良好なセフメタゾール（CMZ）などの第二世代セフェムで，菌の同定を待たずに，full dose の抗菌薬を静注投与する．高齢者や重症胆道感染症では最初からスルバクタム/セフォペラゾン（SBT/CPZ）やセフトリアキソン（CTRX）を使用する．腸球菌（*Enterococcus* 属）や嫌気性菌（*B. fragilis*）が病原性を有することは少ないが，通常の抗菌薬で症状の改善がみられない場合は上記菌種に有効なカルバペネム系のイミペネム/シラスタチン（IPM/CS）やメロペネム（MEPM）を用いる．MRSA が検出された場合にはバンコマイシン（VCM）を投与する．抗菌薬の静脈内投与は通常 7〜14 日間必要で，重症度によりさらに延長する．第三，四世代セフェム系薬やカルバペネム系薬の頻用は耐性菌の発生を招くリスクが高いため，漫然と長期投与を行わないよう留意し，起炎菌が同定されたら，その菌種・感受性に応じてよりスペクトラムの狭い抗菌薬への変更を検討する．また，胆道閉塞は抗菌薬の胆道移行を著しく阻害するため，閉塞のある場合にはすみやかに胆道ドレナージを行う．軽症例や中等症，重症で経過順調な症例は胆汁移行の良いシプロフロキサシン（CPFX）などの経口ニューキノロン薬を投与する．重症度ごとの抗菌薬使用例を**表4**に示す[3]．

文　献

1) Albrecht H：Bacterial and miscellaneous infections of the liver. Hepatology 4th edition, pp. 1109-1124, Saunders, Philadelphia, 2003
2) Fang CT, Chuang YP, Shun CT, et al：A novel virulence gene in *Klebsiella pneumoniae* strains causing primary liver abscess and septic metastatic complications. J Exp Med 199：697-705, 2004
3) 急性胆道炎の診療ガイドライン作成出版委員会，編：科学的根拠に基づく急性胆管炎・胆嚢炎の診療ガイドライン（第1版）．医学図書出版，2005

表 4　重症度別抗菌薬使用例

軽症例			
経口ニューキノロン系			
	シプロフロキサシン	CPFX	シプロキサン®
	レボフロキサシン	LVFX	クラビット®
経口セフェム系			
	セフカペンピボキシル	CFPN-PI	フロモックス®
第一世代セフェム系			
	セファゾリン	CEZ	セファメジン®
広域ペニシリン系			
	ピペラシリン	PIPC	ペントシリン®

中等症			
第二世代セフェム系			
	セフメタゾール	CMZ	セフメタゾン®
	セフォチアム	CTM	パンスポリン®, ハロスポア®
	フロモキセフ	FMOX	フルマリン®

重症第一選択薬			
第三, 四世代セフェム系			
	スルバクタム/セフォペラゾン	SBT/CPZ	スルペラゾン®
	セフトリアキソン	CTRX	ロセフィン®
	セフピロム	CPR	ブロアクト®, ケイテン®
	セフタジジム	CAZ	モダシン®
	セフォゾプラン	CZOP	ファーストシン®
グラム陰性菌が検出された場合			
モノバクタム系			
	アズトレオナム	AZT	アザクタム®

重症第二選択薬			
ニューキノロン系			
	シプロフロキサシン	CPFX	シプロキサン®
	パズフロキサシン	PZFX	パシル®
カルバペネム系			
	メロペネム	MEPM	メロペン®
	イミペネム/シラスタチン	IPM/CS	チエナム®
	パニペネム/ベタミプロン	PAPM/BP	カルベニン®

■ 疾患各論

6．腸管感染症；何を選んでどう使うか？

宇野　健司[*]
塩見　正司[**]

- 消化管の感染症は，正確な診断の下に治療が行われるべきであり，安易な止痢薬や抗菌薬の投与は望ましくない．
- 2007年4月に「感染症の予防及び感染症の患者に対する医療に関する法律」の改定があり，それまで二類感染症であった腸チフスなどが三類感染症となり一般医療機関で治療可能となった．
- 現時点で，腸管出血性大腸菌に対する抗菌薬の投与は意見が分かれている．

Key Words　サルモネラ感染，カンピロバクター感染，ビブリオ感染，下痢原性大腸菌感染，エルシニア感染

　消化管の感染症は，非常に多様な症状があり，原因も多岐にわたる．下痢を主訴とする疾患は多岐にわたり，それらの正確な診断により，治療が行われるべきであり，安易な止痢薬，抗菌薬の投与は望ましくないばかりか，症状の悪化を招く．
　細菌性腸炎のおもな潜伏期，症状に関しては表1に表記した．このなかで，おもに国内で発生する細菌性腸炎の抗菌薬使用に関して述べる．詳細に関しては成書を参照されたい．
　なお，これら細菌による疾病で，食中毒が疑われる場合は，24時間以内に最寄りの保健所に届け出ることが求められている．
　また，「感染症の予防及び感染症の患者に対する医療に関する法律」は2007年4月に改正され，これまで二類感染症に分類され第二種指定医療機関での入院加療が必要とされたコレラ，細菌性赤痢，腸チフス，パラチフスAが三類感染症となった．これまでの三類感染症とともに，標準感染症対策と接触感染対策を行うことで一般の医療機関での加療が可能で，患者が食品取扱者の場合の就業制限のみが課せられることとなった．同法によると，これらの感染症患者および無症状病原体保有者およびそれらが疑われる者を診断した医師は保健所長を経由して都道府県知事に通知しなければならない．

□ 各感染症の概説

1．サルモネラ感染症

　わが国におけるサルモネラによる食中毒事例はここ数年間常に1・2を争う．
　サルモネラ腸炎に対する抗菌薬の使用は保菌期間を延長させる報告があるため軽症の患者には使用すべきではない．ただし，新生児，50歳以上の患者，免疫抑制状態の患者，人工弁・人工血管を持つ患者では菌血症をきたし重症化するため，抗菌薬投与の適応となる．治療薬は，キノロン薬（シプロフロキサシン），ST合剤（バクタ®）が推奨されているが，経口不能例ではセフトリアキソン（ロセフィン®）も有効である．

2．カンピロバクター感染症

　ヒトのカンピロバクター感染症の95～99%は *Campylobacter jejuni* subsp. *jejuni* で，*C. coli* は数%に止まる．本菌はウシ，ヒツジ，野鳥およびニワトリなどの家禽類の腸管内に広く常在している．合併症として，本菌感染後1～3週間後を経て急性の四肢脱力を主徴とするギラン・バレー症候群（GBS）を発症する事例が知られている．抗菌薬治療は重篤な症状を呈した患者で必要となり，第一選択としてはマクロライド系薬剤（エリスロシン®・ジスロマック®）が推奨される．キノロン系薬剤に対する耐性菌の増加は現在，世界的な問題になっている．

[*]奈良県立医科大学　感染症センター　　[**]大阪市立総合医療センター　感染症センター

表1 おもな下痢起炎菌による臨床症状および検査所見

	サルモネラ症	細菌性赤痢	カンピロバクター症	腸管出血性大腸菌感染	エルシニア感染症	アメーバ赤痢	
原因菌	*Salmonella sp.*	*Shigella sp.*	*Campylobacter sp.*	STEC O157	*Yersinia sp.*	*Entamoeba histolytica*	他の菌種
原因食品など	卵,肉類,ペット		鶏肉	焼肉外食,生レバー	豚,牛,羊,犬,猫	井戸水,男性同性愛者	
潜伏期	8〜48時間 時に3〜4日	1〜3日	2〜5日	3〜5日	1〜10日	2〜3週間	
身体所見	\multicolumn{6}{病原体曝露による症状（%）}						
発熱	71〜91	58〜100	53〜83	16〜45	68	8	
腹痛	55〜74	75〜100	48〜100	84〜92	65		
しぶり腹	—	55〜96	—	まれ			
血便	5〜34	25〜51	<1〜37	21〜97	26		EAggEC<30
嘔吐嘔気	52〜55	62.5〜100	0〜50	37〜49	38.5		
検査所見							
血便	5〜15	77	8	63			ETEC 11
便潜血陽性	7〜100	46〜73	38〜83	83		<100	*Plesiomonas* 44 *Aeromonas* 48

(Practice Guidelines for the Management of Infectious Diarrhea CID 2001；32：331-351 より改変)

3．ビブリオ腸炎

腸炎ビブリオは *Vibrio parahaemolyticus* による急性腸管感染症である．カキや二枚貝，寿司などを食べた後に出現する．夏季に多い．重症例にはテトラサイクリン系薬剤（ミノマイシン®）またはキノロン系薬剤（シプロキサン®）で治療する．

4．下痢原性大腸菌感染症

大腸菌はリポ多糖体抗原（O抗原）や鞭毛抗原（H抗原）を有する．下痢原性大腸菌はその病原因子により，①腸管病原性大腸菌（EPEC），②腸管侵入性大腸菌（EIEC），③毒素原性大腸菌（ETEC），④腸管凝集性大腸菌（EAEC），⑤腸管出血性大腸菌（EHEC）に分類される．

わが国で EHEC は1990年代に爆発的な集団発生が見られ，その後，散発事例が報告されている．特徴としてベロ毒素（Verotoxin＝VT）を産生する．EHEC の血清型は O157：H49 がもっとも多く，O26，O111 がそれに続く．ウシがおもな保菌獣で，焼肉外食での汚染したユッケ・生レバーなどの摂食が原因とされる．発症に必要な菌数は非常に少なく，二次感染が非常に起きやすい．多くの場合，3〜5日の潜伏期があり激しい腹痛をともなう頻回の水様便の後，血便となる．発熱は軽度なことが多い．有症状者の6〜7％で初発症状発現の数日から2週間以内に溶血性尿毒症症候群（Haemolytic Uremic Syndrome：HUS）などの重症な合併症が発生する．抗菌薬投与は賛否両論があり，抗菌薬使用で HUS の発生が上昇したという文献がある一方で，レボフロキサシンやホスホマイシンの使用により死亡率とベロ毒素の減少を認めたという動物実験結果も見られている．国内のコホート研究では発症2日以内のホスホマイシン（ホスミシン®）の投与が HUS 発生を減少させるとの報告もある．JAMA のメタアナリシスでは抗菌薬使用による危険性は指摘されなかった．これらより，腸管出血性大腸菌に対する抗菌薬使用は，現時点で禁忌とは言えないが，積

極的に推奨する根拠もない．

なお，届出は，①VT産生の大腸菌が分離された，あるいは，②HUSを発症し，かつ血清O157抗体の上昇または便中のVT陽性であった場合必要である．

5. エルシニア感染症

エルシニア感染症は一般的に下痢など食中毒様症状を主徴とする *Y. enterocolitica* および *Y. pseudotuberculosis* による感染症を示す．保菌獣はブタ，イヌ，ネコ，ネズミがあり，これらから直接・間接的に経口的に感染する．回腸末端炎，虫垂炎，腸間膜リンパ節炎，関節炎，敗血症など多彩な症状が出現する．基本的に抗菌薬は不要であるが，重篤な症状や合併症のある場合，CDCではアミノグリコシド系，ドキシサイクリン，フルオロキノロン系，ST合剤の使用が有用としている．

おわりに

わが国でよく認められる腸管感染症について概説した．これらの疾患は予防可能であることが多く，啓発活動も重要であると考える．

文献

1) Thielman NM, Guerrant RL：Acute infectious diarrhea. N Engl J Med **350**：38-47, 2004
2) Guerrant RL Van Gilder T, Steiner TS, et al：Practice guidelines for the management of infectious diarrhea. CID **32**：331-351, 2001
3) Wong CS, Jelacic S, Habeeb RL, et al：The Risk of the Hemolytic-Uremic Syndrome after Antibiotic Treatment of *Escherichia coli* O157:H7 Infections. N Engl J Med **342**：1930-1936, 2000
4) Isogai E, Isogai H, Hayashi S, et al：Effect of antibiotics, levofloxacin and fosfomycin, on a mouse model with *Escherichia coli* O157 infection. Microbiol Immunol **44**：89-95, 2000
5) Ikeda K, Ida O, Kimoto K, et al：Effect of early fosfomycin treatment on prevention of hemolytic uremic syndrome accompanying *Escherichia coli* O157:H7 infection. Clin Nephrol **52**：357-362：1999
6) Safdar N, Said A, Gangnon RE, et al：Risk of haemolytic uremic syndrome after antibiotic treatment of Escherichia coli O157:H7 enteritis. JAMA **288**：996-1001, 2002
7) 国立感染症情報センター：IDWR 感染症の話
8) 青木　眞，喜舎場朝和，監修：感染症診療スタンダードマニュアル，羊土社，東京，2007
9) Richard L, et al：Mandell, Bennett, Dolin：Principles and Practice of Infectious Disesases, sixth edition
10) Swerdlow DL, Woodruff BA, Brady RC, et al：A waterborne outbreak in Missouri of *Escherichia coli* O157:H7 associated with bloody diarrhea and death. Ann Intern Med **117**：812-819, 1992
11) 塩見正司，石川順一，山村美穂，他：細菌性胃腸炎の合併症と治療．小児科診療 **117**：993-1000, 2007

■ 疾患各論

7. 外科感染症の治療と予防；何を選んでどう使うか？

草地　信也[*]　渡邉　学[**]

- 術後感染症に対する周術期の抗菌化学療法は，術後感染予防薬と術後感染治療薬を明確に区別することが基本である．
- 術後感染予防薬とは，術後感染症の発症を予防する目的で周術期に投与される抗菌薬であり，手術対象臓器の常在菌に目標菌を絞った狭い抗菌スペクトルの薬剤を選択する．
- 術後感染予防薬の適切な投与開始時期は，"術野の汚染がもっとも強い時期の30分から1時間前に投与を開始する"ことが基本となる．
- 術後感染治療薬とは，発症した術後感染の治療目的で投与される抗菌薬，または汚染手術の周術期に投与される抗菌薬のことである．
- 術後感染症を疑った場合には，原因となる病原微生物を推測し，その原因菌が感受性を示す抗菌薬を，その臓器移行性，PK-PD理論に基づいて投与することが重要である．

Key Words　術後感染症，術後感染予防薬，術後感染治療薬，SSI

　外科的感染症には，術前には感染症が存在せず，術後に発生する「術後感染症」と，術前からの感染症が存在している疾患（腹膜炎や膿瘍など）がある．

　術後感染症は，患者の術後経過を大きく変化させ，医療コストの増大を招くため，外科医にとってきわめて重要な問題である．わが国では，1999年のCDC/HICPACによるSSI予防のためのガイドライン[1]が導入され，多くのエビデンスによってかなりの無駄を省いた管理が行われるようになった．しかし，このガイドラインに示された米国の感染予防の手法が，現在の米国のMRSA（メチシリン耐性黄色ブドウ球菌）の増加をみると疑問も生じてきている．そこで，本稿では術後感染症に対する最新の抗菌化学療法について示す．

□ 術後感染症

　術後感染症は，術野感染（＝手術部位感染：Surgical Site Infection：SSI）と術野外感染（＝遠隔感染：Remote Infection）に分けられる．術野感染は手術操作が直接及ぶ部位の感染症で，創感染と腹腔や胸腔内の膿瘍に分けられる．術野外感染は，手術操作が直接及ばない部位の感染症で，呼吸器感染やカテーテル感染，尿路感染，抗菌薬関連性腸炎（MRSA腸炎，*Clostridium difficile*腸炎＝偽膜性腸炎）がある．

□ 周術期抗菌化学療法

　術後感染症に対する周術期の抗菌化学療法は，術後感染予防薬と術後感染治療薬を明確に区別することが基本である．

1. 術後感染予防薬

　術後感染予防薬とは，術後感染症の発症を予防する目的で周術期に投与される抗菌薬である．術後感染予防薬は術野感染を予防し，かつ，抗菌薬関連性腸炎を起こさないような薬剤を選択すべきである．

① 術後感染予防薬の選択の実際

　従来，術後感染予防薬の選択理論は，術野の汚染菌をすべて抑制する広域抗菌スペクトラムの薬剤を投与して，術野の汚染菌を徹底的に減少させるとするものであった．しかし，抗菌スペクトラ

[*]東邦大学医療センター大橋病院　外科教授　[**]同　外科准教授

表1 周術期抗菌薬の選択（1990.3～）

手術臓器	術野汚染菌	術後感染予防薬	術後感染治療薬
上部消化管 呼吸器，頸部 乳腺・胆石	S. aureus S. epidermidis. Candida spp.	第一世代セフェム （CEZ）	→ニューキノロン iv または TAZ/PIPC →第二世代セフェム →第四世代セフェム →カルバペネム
下部消化管 肝・膵	E. coli Klebsiella spp. Bacteroides spp	第二世代セフェム	→ニューキノロン iv または TAZ/PIPC →第四世代セフェム →カルバペネム

表2 術後感染予防薬投与の適応外症例
1. 術前何らかの抗菌薬が投与されている症例
2. すでに MRSA が分離されている症例
3. 腸切除をともなったイレウス症例
4. 術中に強度の汚染があった症例

ムが広い抗菌薬を術後感染予防薬として用いると，腸内細菌叢が乱れ MRSA などの外因性耐性菌が出現する危険性がある．そのため，術後感染予防薬には，手術対象臓器の常在菌に目標菌を絞った狭い抗菌スペクトルの薬剤を選択する．

東邦大学医学部外科学第三講座では，1990年3月から表1に示す術後感染予防薬を使用することにしてから，消化器外科術後の MRSA 感染を減少させることに成功した．以後，17年間，教室の術後予防薬のレジメは変わっていない[2]．

しかし，すべての手術症例がこのレジメに当てはまるわけではない．術後感染予防薬投与の適応外症例とは，表2のような症例であり，その理由は以下のようである．

1）術前何らかの抗菌薬が投与されている症例では，手術対象臓器の常在細菌叢や薬剤感受性が変化している危険性があるためである．2）すでに MRSA が分離されている症例も MRSA による感染リスクが高いことに注意すべきである．特に，術後に呼吸管理を必要とする手術，開心術などのように MRSA 縦隔洞炎を起こしやすい手術，人工物を埋没させる手術などである．3）腸切除をともなったイレウス症例では，腸内細菌叢が変化する．これらの手術は，4）術中に強度の汚染があった症例と言い換えることもできる．すなわち，これらの手術は，"汚染手術"に分類される

ために術後感染予防薬の適応から離れて，感染治療の範疇に入れることもある．

ここで，術後感染予防薬を選択するうえできわめて重要である手術の汚染度について述べる．手術はその汚染度によって Class Ⅰ「清潔手術」～Class Ⅳ「汚染手術」に分類されている．米国と日本では若干の違いがあるが，抗菌薬の選択のうえでは大きな差はない．清潔手術とは，常在細菌がいない臓器の手術で，甲状腺，乳腺，ヘルニア，心臓，などの手術を示す．米国では Class Ⅰに分類している[1]．準汚染手術は，常在細菌叢が存在する臓器を開放とする手術で，米国では，そのなかでも術野の汚染が軽度のものを Class Ⅱ手術，汚染が強いものを Class Ⅲ手術としている．Class Ⅱ手術には，呼吸器の手術，腸管を開放とする消化器手術は含まれるが，術中操作で明らかに汚染操作があった場合を Class Ⅲに分類するようである．筆者らは，Class Ⅲまでは術後感染予防薬の適応範囲と考えている．大腸手術以外は Class Ⅲを分けて抗菌薬を替える必要はないと考える．汚染手術は，穿孔性腹膜炎や胆嚢炎，虫垂炎の手術で，米国は Class Ⅳの感染手術としている．これらの手術では，感染治療薬の適応になり，術後感染予防薬の適応からはずれる．

また，過大侵襲手術や高齢者，糖尿病，肝硬変などの基礎疾患を有する，いわゆる術後感染を発症しやすいとされている患者でも，侵襲の程度や宿主の状態で消化管の常在菌に変動は少なく，必ずしも抗菌薬を変更する必要性はないと考えられる．

② 投与開始時期と投与期間

多くの抗菌薬は，投与開始後，30分後には有

効な血中濃度に達し，以後2～3時間は効果が持続する．適切な術後感染予防薬の投与開始時期を考える際の大原則は，"術野が汚染されるときに有効な血中濃度を保つ"ことである．よって，"術野の汚染がもっとも強い時期の30分から1時間前に投与を開始する"ことが基本となる．消化器手術では，消化管を開放する30分～1時間前ということになる．しかし，実際は，皮膚切開の際でも術野は汚染されているので，"手術中は血中濃度を維持する"と考えたほうが実用的であり，執刀の30分前に投与を開始することが現実的である．この，抗菌薬を"術前から投与開始する"ことは，1999年のCDC/HICPACによるSSI予防のためのガイドライン[1]でも多くの文献が紹介されており，世界的なコンセンサスが得られている[4]．

また，短時間の手術であれば，手術開始直前の1回投与で十分な効果が期待できるが，長時間手術においては1回だけの抗菌薬投与では手術中の汚染を制御できないので，術中再投与が必要となる．一般的には，3時間ごとに投与すべきとされている．また，多量の出血（1000 ml以上）があった場合にも，血液とともに抗菌薬が失われるので再投与が必要と考えられる．

一方，術後感染予防薬の投与期間については，いまだ一定の見解はないのが現状である．CDC/HICPACのSSI予防のガイドラインでは，術後感染予防抗菌薬の投与期間は手術から24時間以内に投与を終了するとされている．ただし，この投与期間については，さまざまな問題があり，筆者らは，MRSAの減少や術後感染症発症率の低下の可能性を考えて"手術当日を含めた3日間投与"を推奨している[5,6]．しかし，この結論は現在行われている日本外科感染症学会のRCTの結果を待ちたい．

2．術後感染治療薬

術後感染治療薬とは，術後感染予防薬の投与にもかかわらず術後感染症が発症した場合に，その術後感染治療目的で投与される抗菌薬，または汚染手術の周術期に投与される抗菌薬のことである．術後感染症を疑った場合には，まず感染巣を検索し，外科的治療や抗菌化学療法の適応がある感染症であるか否かを判断する．さらに，原因となる病原微生物を推測し，その原因菌が感受性を示す抗菌薬を，その臓器移行性，PK-PD理論に基づいて投与することが重要である．

【抗菌薬投与のタイミングと選択薬剤】

Surviving Sepsis Campaign[7]では，敗血症（原文ではsever sepsis and septic shockとしており，必ずしも日本でいう"敗血症"ではない）の抗菌薬療法について以下のように推奨している．まず，重症敗血症が判明してから1時間以内に経静脈的な抗菌薬療法を開始することが重要である．抗菌薬の選択は当初empiric therapyを行うが，この際には原因菌をいくつか想定し，広い抗菌スペクトラムの薬剤を選択すべきである．初期治療の抗菌薬が，後に判明した原因菌と不一致であった場合には，予後は不良である．抗菌薬治療を開始して，48～72時間後には細菌学的検査の結果が判明するので，臨床データや画像診断に基づいて再評価し，可能であれば，より狭域スペクトラムの抗菌薬への変更で抗菌薬耐性出現を防ぎ毒性やコストを減らすことが可能であるとしている．これはde-escalating therapy，もしくはde-escalating strategyと呼ばれている[8,9]．万一，原因が感染症でないと判明した場合は抗菌薬療法をただちに終了して，耐性菌の発生と菌交代による感染症を最小限に抑える．なお，このSurviving Sepsis Campaignについては意見も多い[10,11]が，筆者らは術後感染症に対する抗菌薬療法に関しては正しいと考えている．

術後感染症，特にSSIに対し抗菌薬療法を行う場合には，その感染巣が閉鎖腔なのか開放された病巣であるのかを判断する．閉鎖腔の感染で嫌気性菌の関与が疑われる場合には，*Bacteroides fragilis*に対して抗菌力を持つ薬剤は，日本ではカルバペネム系抗菌薬に限られるので，同系統薬剤の適応となる．また，敗血症を呈している場合にも，エンドトキシンの遊離が少ないカルバペネム系抗菌薬（IPM/CS）が適応となる．それ以外の状況では，カルバペネム系抗菌薬を術後早期に選択しないことが必要である．具体的には，筆者らは，β-ラクタマーゼ阻害薬との合剤（TAZ/PIPC）や静注用ニューキノロン薬を早期に使用

し，カルバペネム系抗菌薬を温存している．

おわりに

広域スペクトラムの抗菌薬の大量・長期投与による，MRSAなど耐性菌出現の問題から，現在では抗菌薬の適正使用の重要性が強調されてきた．今後は，SSIを減少させるとともに，耐性菌の出現を予防することも考慮した抗菌化学療法の検討が望まれる．

文 献

1) Mangram AJ, Horan TC, Oearson ML, et al：Guideline for Prevention of Surgical Site Infection. Infect Control Hosp Epidermiol 20：247-278, 1999
2) 草地信也，炭山嘉伸：術後感染症と抗菌剤の予防投与．日本外科感染症研究 3：114-119，1991
3) Kusachi S, Sumiyama Y, Nagao J, et al：New methods of control against postoperative methicillin-resistant Staphylococcus aureus infection. Surg Today 29：724-729, 1999
4) 炭山嘉伸，横山 隆：消化器外科手術における抗生剤の使用法をめぐって．日消外会誌 27(10)：2358-2367, 1994
5) 草地信也，炭山嘉伸，長尾二郎，他：予防抗菌薬の単回投与はMRSA分離症例数を増加させるか？ 日外感染症会誌 5(2)：123-132，2008
6) Kusachi S, Sumiyama Y, Nagao J, et al：Prophylactic antibiotics given within 24 hours of surgery, compared with antibiotics given for 72 hours perioperatively, increased the rate of methicillin-resitant Staphylococcus aureus isolated from surgical site infections. J Infect Chemother 14(1)：44-50, 2008
7) Dellinger RP Carlet JM, Masur H, et al：Surviving Sepsis Campaign guidelines for management of severe sepsis and septic shock. Intensive Care Med 32：858-873, 2004
8) Alvarez-Lerma F, Grau S, Gracia-Arnillas MP：Gram-positive cocci infections in intensive care：guide to antibacterial selection. Drugs 66(6)：751-768, 2006
9) Alvarez-Lerma F, Alvarez B, Luque P, et al；ADANN Study Group：Empiric broad-spectrum antibiotic therapy of nosocomial pneumonia in the intensive care unit：a prospective observational study. Crit Care 10(3)：R78, 2006（Epub 2006 May 16）
10) Singer M：The Surviving Sepsis guidelines：evidence-based... or evidence-biased? Crit Care Resusc 8(3)：244-245, 2006
11) Eichacker PQ, Natanson C, Danner RL：Surviving sepsis--practice guidelines, marketing campaigns, and Eli Lilly. N Engl J Med 355(16)：1640-1642, 2006

疾患各論

8．尿路感染症；何を選んでどう使うか？

田中　正利[*]

- 単純性尿路感染症は抗菌化学療法によく反応し，その原因菌は大腸菌が多い．
- 急性単純性膀胱炎では経口薬，急性単純性腎盂腎炎の急性期では注射薬を，原則として選択する．
- 複雑性尿路感染症は難治性で，その原因菌は多種類におよび，複数菌や薬剤耐性菌のことが多い．
- 複雑性尿路感染症では基礎疾患の治療が重要である．

Key Words　単純性尿路感染症，複雑性尿路感染症，膀胱炎，腎盂腎炎，大腸菌

　尿路感染症は尿路に起こった非特異的炎症を指し，おもに尿路を上行性に侵入した細菌が膀胱や腎に達して発症する．尿路感染症は感染部位により膀胱炎と腎盂腎炎に大別される．また，基礎疾患の有無により単純性と複雑性に，臨床経過により急性と慢性に分類される．一般に単純性は急性の経過をとり，複雑性は慢性の経過をとることが多い．しかし，複雑性は時に増悪し，発熱，腰痛，排尿痛などの急性症状を呈する場合がある．なお，男性の尿道炎は一般的に性感染症に分類される．

☐ 単純性尿路感染症

1．病　態

　尿路に基礎疾患の存在しない単純性尿路感染症は解剖学的特徴から女性に多い．特に急性単純性膀胱炎は性的活動期にある若い女性と閉経前後の中高年の女性に多い．単純性尿路感染症が発症するには，性交，月経，尿路に対する処置，過労など，何らかの誘因が存在すると考えられている．単純性尿路感染症は，特徴的な急性症状をともなうので，症状および検尿で有意な膿尿と細菌尿を証明することにより比較的容易に診断できる．

2．原因菌

　単純性尿路感染症における原因菌は大腸菌が圧倒的に多く約8割を占める．女性の急性単純性膀胱炎では，大腸菌の次に *Staphylococcus saprophyticus* などの表皮ブドウ球菌が多い．また，単純性尿路感染症の原因菌はほとんどが単独菌感

染で，その多くが良好な薬剤感受性を示す．

3．治療のポイントと薬剤の選択

① 急性単純性膀胱炎

　急性単純性膀胱炎は排尿痛，頻尿，残尿感，尿混濁などの症状を認める．また，時に肉眼的血尿を認めることがある．膀胱炎は発熱などの全身症状や血液検査で炎症反応を認めないので，これらを認める場合は腎盂腎炎の併発を考える．

　抗菌薬の多くは腎排泄型であり，尿中濃度も高くなるので，膀胱炎をはじめとする尿路感染症の治療においては薬剤感受性と安全性が抗菌薬選択の基準となる．

　急性単純性膀胱炎は全身症状をともなわないので，経口薬による外来治療が基本である．原因菌は大腸菌が多いことを考慮し，ニューキノロン系薬の3日間投与，新経口セフェム系薬またはβ-ラクタマーゼ阻害薬配合ペニシリン系薬の7日間投与を行う（**表**1-A）．高齢者や *S. saprophyticus* 感染例ではニューキノロン系薬の3日間投与の除菌率は低いと言われており，7日間投与を行う[1]．なお，妊婦の場合，安全性の高い新経口セフェム系薬を選択する．症状の消失，および膿尿と細菌尿の消失を投薬終了の目安とする．

② 急性単純性腎盂腎炎

　急性単純性腎盂腎炎は側腹部から背部にかけての疼痛，および発熱，悪寒，戦慄，全身倦怠感などの全身症状を認める．理学的所見としては患側の肋骨脊椎角部（costo-vertebral angle：CVA）

[*]福岡大学医学部　泌尿器科

表1　単純性尿路感染症の治療

A．急性単純性膀胱炎の治療（処方例）

薬剤名（商品名）	一日投与量	投与法	投与期間
●経口薬			
レボフロキサシン（クラビット®）	300 mg	分3　経口	3日間
セフジニル（セフゾン®）	300 mg	分3　経口	7日間
セフカペンピボキシル（フロモックス®）	300 mg	分3　経口	7日間
セフォチアムヘキセチル（パンスポリンT®）	300 mg	分3　経口	7日間
スルバクタム/アンピシリン（ユナシン®）	1125 mg	分3　経口	7日間

B．急性単純性腎盂腎炎の治療（処方例）

薬剤名（商品名）	一日投与量	投与法	投与期間
●注射薬			
セファゾリン（セファメジン®α）	2 g	分2　点滴静注	3～5日間
セフメタゾール（セフメタゾン®）	2 g	分2　点滴静注	3～5日間
ピペラシリン（ペントシリン®）	2 g	分2　点滴静注	3～5日間
解熱後経口薬に切り替え，全体で14日間投与			
●経口薬			
レボフロキサシン（クラビット®）	400 mg	分2　経口	7～14日間
プルリフロキサシン（スオード®）	400 mg	分2　経口	7～14日間
セフィキシム（セフスパン®）	400 mg	分2　経口	14日間

の叩打痛を認める．血液検査では末梢白血球の増加，核の左方移動，CRP陽性などの炎症反応を認める．

急性単純性腎盂腎炎の急性期は入院にて注射薬による抗菌化学療法が基本である．急性単純性腎盂腎炎における原因菌は大腸菌が多いことを考慮し，第一世代セフェム系薬，第二世代セフェム系薬，またはペニシリン系薬（β-ラクタマーゼ阻害薬配合ペニシリンを含む）を第一選択薬とし，3～5日間投与する．解熱すれば，維持療法として新経口セフェム系薬，またはニューキノロン系薬に切り替え，全体で14日間投与する．症状および血液検査より軽症または中等症と判断される場合は初回治療としてニューキノロン系薬の7～14日間経口投与，または新経口セフェム系薬の14日間投与による外来治療も可能である（**表1-B**）[1]．投薬終了の目安は症状の消失，膿尿と細菌尿の消失，末梢白血球の正常化，およびCRP値の低下とする．

□ 複雑性尿路感染症
1．病態

尿路に基礎疾患の存在する複雑性尿路感染症は小児と中高年以降の成人に多くみられる．尿路における基礎疾患としては膀胱尿管逆流症，神経因性膀胱，前立腺肥大症，尿路結石症などがみられる[2]．これら基礎疾患により尿流の停滞や尿路粘膜の傷害など尿路の感染防御機構の破綻をきたし，易感染状態となる．また，尿道カテーテルを長期に留置すると，細菌がカテーテル内およびその周囲より上行性に侵入し，感染が必発する．さらに細菌はカテーテル表面にバイオフィルムを形成するので感染が難治となる．複雑性尿路感染症は一般的に症状が乏しいので，基礎疾患の存在，検尿で有意な膿尿と細菌尿を証明することにより診断する．慢性の経過をとり，再発を繰り返すことが多い．複雑性尿路感染症の治療においてはまず基礎疾患の治療を第一に考えることが重要で，抗菌化学療法のみでは完治せず，再発を繰り返す．

2．原因菌

複雑性尿路感染症の原因菌においては大腸菌の頻度は低下し，緑膿菌，クレブシェラ，シトロバクター，エンテロバクター，セラチア，プロテウス，アシネトバクター，ブドウ球菌，腸球菌など多種類の菌種が分離される．また，複数菌感染のことが少なくないが，特にカテーテル留置例では

表2 複雑性尿路感染症の治療

A. 複雑性膀胱炎の治療（処方例）

薬剤名（商品名）	1日投与量	投与法	投与期間
●経口薬			
シプロフロキサシン（シプロキサン®）	300 mg	分3 経口	7〜14日間
プルリフロキサシン（スオード®）	400 mg	分2 経口	7〜14日間
セフジトレンピボキシル（メイアクト®）	300 mg	分3 経口	7〜14日間
セフテラムピボキシル（トミロン®）	300 mg	分3 経口	7〜14日間
クラブラン酸/アモキシシリン（オーグメンチン®）	1125 mg	分3 経口	7〜14日間

B. 複雑性腎盂腎炎の治療（処方例）

薬剤名（商品名）	1日投与量	投与法	投与期間
●注射薬			
セフトリアキソン（ロセフィン®）	2 g	分2 点滴静注	3〜5日間
セフタジジム（モダシン®）	2 g	分2 点滴静注	3〜5日間
タゾバクタム/ピペラシリン（ゾシン®）	9 g	分2 点滴静注	3〜5日間
メロペネム（メロペン®）	1 g	分2 点滴静注	3〜5日間
解熱後経口薬に切り替え，全体で14日間投与			
●経口薬			
レボフロキサシン（クラビット®）	400 mg	分2 経口	14日間
トスフロキサシン（オゼックス®）	450 mg	分3 経口	14日間
セフポドキシムプロキセチル（バナン®）	400 mg	分2 経口	14日間

複数菌感染の頻度が高い．さらに，薬剤耐性を示すことも多い．

3. 治療のポイントと薬剤の選択

① 複雑性膀胱炎

複雑性膀胱炎では排尿痛，頻尿，残尿感などの症状は軽いことが多い．時に増悪し，急性膀胱炎の症状を呈することがある．排尿痛，頻尿，残尿感などの症状を認める場合に抗菌化学療法を行う．抗菌化学療法を行う場合は多種類の菌種が原因菌となり，しかも複数菌感染のことが少なくないので，初回治療前に細菌培養同定および薬剤感受性検査を行う．初回の empiric therapy としてはニューキノロン系薬，新経口セフェム系薬，または β-ラクタマーゼ阻害薬配合ペニシリン系薬の経口薬の中から薬剤を選択する．投与期間は7〜14日間を一応の目安とする（**表2-A**）[3]．初回治療が無効の場合，細菌培養同定および薬剤感受性検査の結果を参考にして薬剤を変更する．同一抗菌薬は原則として14日間以上投与しない．投薬終了は症状と尿所見の改善による．なお，長期の尿道カテーテル留置例は尿路感染症を必発し，抗菌薬の投与により一時的に感染が軽快しても必ず再発するため，発熱などの急性腎盂腎炎の症状がみられない限り，原則として抗菌化学療法は行わない．

② 複雑性腎盂腎炎

複雑性腎盂腎炎では腎臓部の軽い疼痛，微熱，軽度の全身倦怠感，漠然とした胃腸症状など，不定で多彩な臨床症状を呈することが多い．時に増悪し，急性腎盂腎炎の症状を呈する．特に尿路結石などによる尿路閉塞をともなう場合，尿路敗血症となり重篤な経過をとる場合があるので注意する．排泄性腎盂造影では腎盂・腎杯の変形，ネフログラムの非対称性などの所見がみられる．

発熱，腰痛などの症状を認める場合に抗菌化学療法を行う．抗菌化学療法を行う場合は，初回治療前に細菌培養同定および薬剤感受性検査を行う．病態や推定される原因菌の種類により，ニューキノロン系薬，第二世代〜第四世代セフェム系薬，β-ラクタマーゼ阻害薬配合ペニシリン系薬，アミノグリコシド系薬，またはカルバペネム系薬などを使い分け，empiric therapy を行う．38℃以上の発熱例に対しては原則として入院にて注射薬を3〜5日間投与し，解熱後ニューキノロン系薬，

または新経口セフェム系薬などの経口薬に切り替え，全体で14日間投与する．38℃未満では初回治療として経口薬を選択し，全体で14日間を一応の目安として投与する（**表2-B**）[3]．初回治療が無効の場合，細菌培養同定および薬剤感受性検査の結果を参考にして薬剤を変更する．投薬終了は症状と尿所見の改善による．なお，緑膿菌，セラチア，エンテロバクターなどの日和見感染菌は薬剤耐性を示すことが多く，3～4週間の治療を要することがある．

尿路閉塞をともなう重症例で抗菌化学療法のみで改善しない場合は，尿管ステント挿入や腎瘻造設術などによる早急な尿流改善処置が必要となる．

文　献

1) 公文裕巳：尿路感染症―急性単純性腎盂腎炎，膀胱炎．抗菌薬使用のガイドライン，pp. 138-140，協和企画，東京，2005
2) 田中正利，内藤誠二：感染症の検査―性器・尿路．日常診療のための泌尿器科診断学，pp. 6-29，インターメディカ，東京，2002
3) 荒川創一：泌尿器科感染症．抗菌薬使用のガイドライン，pp. 186-192，協和企画，東京，2005

疾患各論

9. 眼科感染症；何を選んでどう使うか？

宇野　敏彦*

- 眼科感染症は外眼部と内眼部にわけて考える．
- 高齢者の細菌性結膜炎ではMRSAに注意．
- コンタクトレンズ装用に関連する感染性角膜炎が増加している．
- 洗浄消毒して再装用するソフトコンタクトレンズ装用者ではグラム陰性桿菌による角膜炎が多い．
- 眼科手術後の細菌性眼内炎の治療としてバンコマイシン＋セフタジジムの硝子体注射が有用である．

Key Words　細菌性結膜炎，細菌性角膜炎，細菌性眼内炎，コンタクトレンズ

　眼科（感染症）は，2つのコンパートメントに分けて考えるとわかりやすい．眼瞼・角膜・眼球結膜・眼瞼結膜は常に常在菌叢と共存している部分であり"外眼部"と呼ぶことができる．もう1つのコンパートメントは本来無菌状態である眼球内でありこれを"内眼部"と呼ぶ．内眼部へは手術や外傷により直接微生物が侵入する場合（外因性）と肝膿瘍などの多臓器感染病巣から血行性に転移（内因性）する2つのルートで感染が成立する．本稿では誌面の都合もあり，外眼部感染症の範疇ではもっとも一般的な結膜炎，および視機能に甚大な影響を与えうる角膜炎を，内眼部感染症の中では白内障などの眼科手術後に発症する外因性の眼内炎をおもに取り上げる．

□ 細菌性（結膜炎）

　細菌性結膜炎の好発年齢分布は二峰性を示す．一つ目のピークは乳幼児から学童期にかけてであり，インフルエンザ菌（*Haemophilus influenzae*）や肺炎球菌（*Streptococcus pneumoniae*）によるものが多い．青壮年期には少なく，高齢者になると黄色ブドウ球菌（*Staphylococcus aureus*）などによる結膜炎を起こしやすくなり二つ目のピークを形成する．原則的に結膜嚢擦過物を検鏡培養するとともに第一選択薬としてニューキノロン点眼薬を選択する．初期のキノロン薬は肺炎球菌に弱いという弱点をもっていたが，レボフロキサシン・ガチフロキサシン・トスフロキサシン・モキシフロキサシンなど比較的新しいキノロン点眼薬はこれを克服している．問題となるのは長期入院している高齢者を中心にMRSA等の多剤耐性菌が蔓延していることであり，この多くがキノロン薬にも耐性となっている．市販の抗菌点眼薬のうちクロラムフェニコールを含んだものは一定の効果を発揮するため有用である．さらには点滴用のハベカシン®を点眼用に流用（生食にて0.5％に調整）することも可能であるが，インフォームド・コンセントが必要であり，漫然とした使用は慎むべきである．また長期臥床に至っている症例では瞬目回数の減少などにより涙液によるwash out効果が減弱しているために眼脂が貯まりやすい傾向にある．軽微な眼脂であれば人工涙液などの点眼で"眼脂を洗い流す"ことも有用であり，抗菌点眼薬をむやみに高齢者の結膜炎に使用しないことも忘れてはならないポイントであろう．

□ 角膜炎に対する治療戦略

　最近増加しているものとしてコンタクトレンズ（以下CL）装用者の感染性（角膜炎）があげられる．当然若年者に多くみられ，30歳未満の感染性角膜炎症例の約9割がCL装用者であるのは大きな社会問題といえよう[1]．原因微生物には原虫であるアカントアメーバも注目されているが，

*松山赤十字病院　眼科

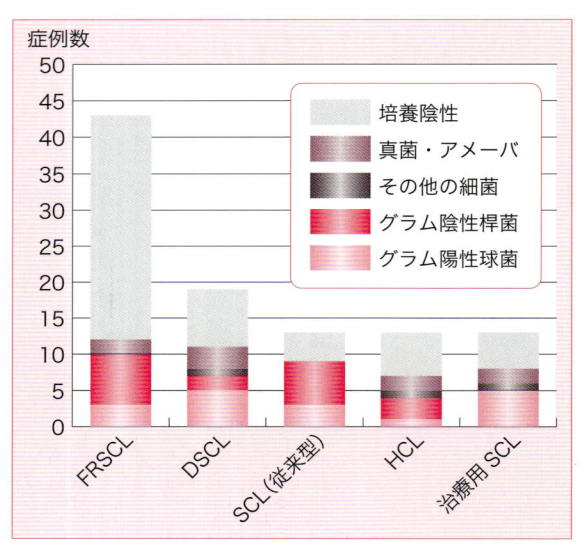

図1　コンタクトレンズの種類と起炎菌

FRSCL や従来型の SCL ではグラム陰性桿菌が検出される割合が高い．（FRSCL：頻回交換 SCL，DSCL：使い捨ての SCL，HCL：ハードコンタクトレンズ）
（感染性角膜炎全国サーベイランス・スタディグループ：日眼 110：961-972，2006[1)]の図5を元に改変）

本項では細菌性角膜炎にのみ言及する．

昨今は1日使い捨てのソフトコンタクトレンズ（SCL），毎日洗浄消毒を行って2週間程度で交換する頻回交換 SCL が主流となっている．さらには1年程度使用しつづける従来型の SCL やハードコンタクトレンズ（HCL）もある．**図1** は装用している CL の種類別に病巣から検出された菌の内訳を示したものである[1)]．たいへん興味深い点として，頻回交換 SCL および従来型の SCL 装用者ではグラム陰性桿菌が多く検出されていることがあげられる．さらにそのグラム陰性菌の多くは緑膿菌あるいはセラチアであることがわかっている．すなわち洗浄消毒して"再装用"する SCL 装用者の細菌性角膜炎では，環境菌であるグラム陰性桿菌が眼表面に持ち込まれて角膜感染症を引き起こすという図式が成り立つわけである．

治療はキノロン点眼薬の頻回点眼（1時間ごと程度）を主体とし，"再装用"する SCL 装用者の場合はアミノグリコシド点眼薬を併用するとよい．緑膿菌による角膜炎では進行が早く特徴的な輪状膿瘍を形成することが多いので，角膜病巣の詳細な観察が肝要である．

□ 細菌性（眼内炎）

細菌性眼内炎は内因性と外因性に分けて考える．内因性眼内炎は IVH（Intravenous Hyperalimentation）などのカテーテル留置に関連する真菌性眼内炎の頻度が高く，細菌性のものは比較的まれである．肝膿瘍などから肺炎桿菌（*Klebsiella pneumoniae*）や大腸菌（*E. coli*）が血行性に転移して発症するが，全身状態の悪い症例・眼科的自覚症状を訴えることができない症例が多く手遅れになりやすい．

白内障手術など，眼科手術後の外因性の細菌性眼内炎は手術の最大の合併症でもある．白内障手術においての発症率は 0.05％すなわち 2000 例に1例といわれている[2)]．過半数の症例で術後5日以内に発症しており，発症のピークは術後2～3日後である．原因菌として MRSE を含めた CNS（coagulase-negative *Staphylococcus*）があげられ，全体の約 50％を占めている[3)]．その他，MRSA や *Enterococcus faecalis* が多く検出される．薬剤感受性に関しては MRSA や MRSE などの薬剤耐性菌の頻度が高いことも注意すべき点である．

術後眼内炎の発症を確認したら可及的すみやかに対処する必要がある．当然ながら原因菌の同定の前に治療を開始せざるをえないため，おもな原因菌をカバーしうる薬剤を選択する必要がある．もっとも有効な治療法の一つとして抗菌薬の硝子体注射があげられる．硝子体注射で使用する薬剤としてバンコマイシン（10 mg/ml に調整ののち 0.1 ml を注射）とセフタジジム（20 mg/ml に調整ののち 0.1 ml を注射）を選択するのが通例である．バンコマイシンは分子量が大きいこともあり，いったん硝子体に入れると 48～72 時間有効濃度を保つことができるためきわめて有用である．バンコマイシンがカバーできないグラム陰性菌として頻度は少ないものの緑膿菌がまずあげられる．これをカバーするものとしてセフタジジムが選択されている．セフタジジムのかわりに従来はアミノグリコシド薬が使用されていたが黄斑梗塞という重大な合併症が発症することが指摘され，最近では用いられなくなった．もちろん抗菌薬の硝子体注射に先立ち，前房あるいは硝子体から眼内液

を採取し細菌学的検査を行うとともに，状況によってはすみやかに硝子体手術によって眼内の洗浄を行う必要もある．硝子体手術においてもバンコマイシンおよびセフタジジムを添加した眼内灌流液を使用することと，手術終了時に先述の要領で硝子体注射を行うことが肝要である．

文 献

1) 感染性角膜炎全国サーベイランス・スタディグループ：感染性角膜炎全国サーベイランス 分離菌・患者背景・治療の現況．日眼 110：961-972，2006
2) Oshika T, Hatano H, Kuwayama Y, et al：Incidence of endophthalmitis after cataract surgery in Japan. Acta Ophthalmol Scand 85：848-851, 2007
3) 薄井紀夫，宇野敏彦，大木孝太郎，他：白内障に関連する術後眼内炎全国症例調査．眼科手術 19：73-79，2006

■疾患各論

10. 耳鼻咽喉科感染症；何を選んでどう使うか？

保富 宗城[*]
山中 昇[*]

- 薬剤耐性菌に対する抗菌薬治療では，耐性菌を増やさないことが重要である．
- 重症度に合わせた抗菌薬治療を行うとともに，薬物動態学/薬力学理論に沿った抗菌薬治療を行う．

Key Words 治療ガイドライン，重症度分類，ペニシリン耐性肺炎球菌，β-ラクタマーゼ非産生アンピシリン耐性インフルエンザ菌

　耳鼻咽喉科領域の多くは外界に直接した生体防御の第一線に存在することから，さまざまな外来性病原体にたえず曝露されており感染症の好発部位となる．なかでも，急性中耳炎，急性副鼻腔炎，および急性咽頭・扁桃炎は耳鼻咽喉科領域における代表的な感染症である．抗菌薬の開発と進歩にともない，多くの感染症が制圧されてきた一方で，従来まで抗菌薬治療により容易に治癒していた感染症に難治例が増加するなど，近年では感染症の臨床像が多様化し問題となっている．現在，本邦においては，ペニシリン耐性肺炎球菌（penicillin resistant *Streptococcus pneumoniae*：PRSP）の検出率は60〜80％，β-ラクタマーゼ非産生アンピシリン耐性インフルエンザ菌（β-lactamase non-producing ampicillin resistant：BLNAR）の検出率が40〜60％と高率に薬剤耐性化をきたしている．薬剤耐性菌に対しては，より感受性のある抗菌薬の使用という点に目を奪われがちであるが，これまでの経験的な抗菌薬選択に基づく経験的な治療では，さらに耐性菌が選択されていく可能性がある．薬剤耐性菌を増加させないためには抗菌薬の使用を減少させることが大原則であるが，そのためには治療薬の適切な選択と評価が必要であり，難治化のリスク・ファクターを正確に把握するとともに重症度に基づき治療法を選択する治療ガイドラインが重要となる．本稿では，耳鼻咽喉科感染症に対する治療について述べる．

□ 急性中耳炎に対する抗菌薬治療

　急性中耳炎の主症状としては，耳痛，耳閉塞感，耳圧迫感，耳漏，耳鳴，難聴があり，急性中耳炎の約74％に認められる特徴的な症状であり，発熱，啼泣，不機嫌，感冒様症状などの副症状と合わせれば100％の急性中耳炎が診断可能とされる．主症状のなかでも，耳痛と耳漏はもっとも特徴的な症状の一つで，特に耳痛は急性中耳炎の約70％に認められ急性中耳炎を診断するうえで重要な症状である．鼓膜所見としては，発赤，光錐減弱，膨隆，肥厚，可動性の低下，穿孔などが重要である．

　急性中耳炎の治療では，臨床症状（耳痛，啼泣，発熱），鼓膜所見（発赤，腫脹，光錐減弱）に基づき重症度を評価し，重症度にあわせた治療を選択するとともに，臨床経過にあわせ変更すること（スイッチ治療）が重要であり，スイッチのタイミングを逃さずに的確に治療を選択していくことがきわめて大切である（図1）．

1．初回治療

　薬剤耐性菌を増やさないためは，抗菌薬の使用を制限することが重要である．

① 軽症例

　リスク・ファクターのともなわない症例においては，不必要な抗菌薬治療を避けるべきである．

② 中等症例

　アモキシシリン（AMPC）は，殺菌力が強く耐性菌の選択力が弱いことに加えて，中耳腔への薬物移行がセフェム系抗菌薬に比べて良好である

[*]和歌山県立医科大学　耳鼻咽喉科・頭頸部外科

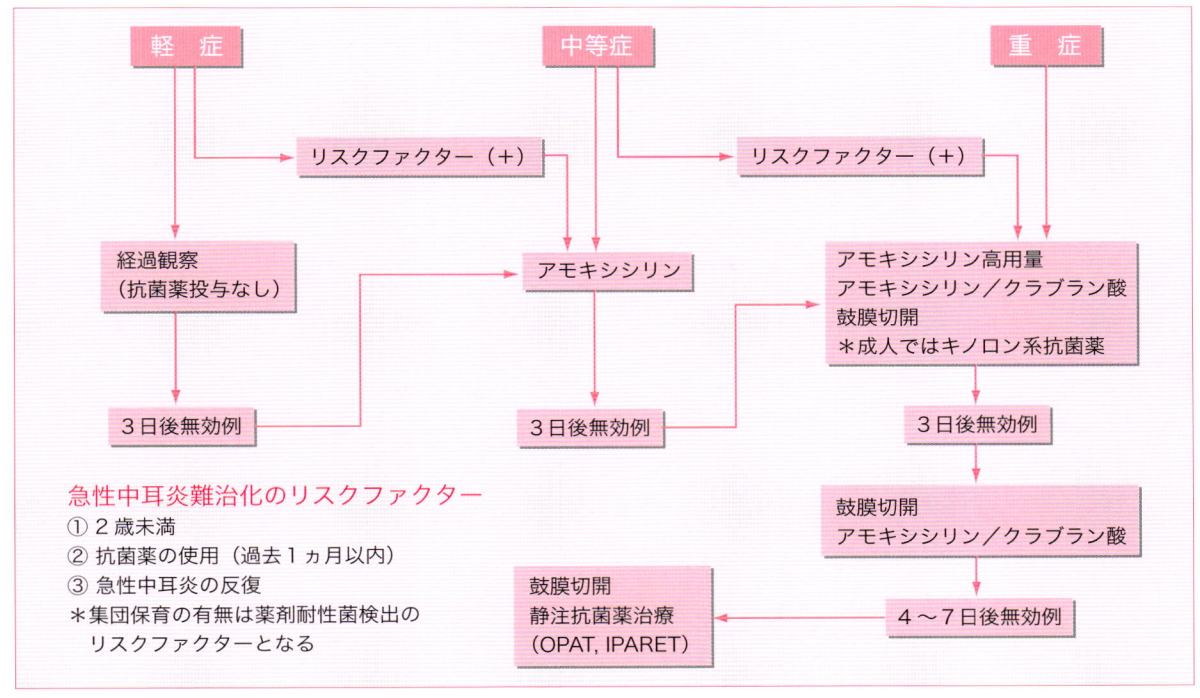

図1 急性中耳炎に対する抗菌薬治療

急性中耳炎難治化のリスクファクター
① 2歳未満
② 抗菌薬の使用（過去1ヵ月以内）
③ 急性中耳炎の反復
＊集団保育の有無は薬剤耐性菌検出のリスクファクターとなる

ことから，薬剤耐性菌が増加している現状においても，第一選択薬としては有用でありAMPC常用量（40 mg/kg）を用いるべきある．

③ 重症例

重症例や中等症でリスク・ファクターを有する場合では，AMPC高用量（60〜80 mg/kg），アモキシシリン/クラブラン酸（AMPC：CVA＝14：1）を第一選択とする．BLNARが強く疑われる場合には，セフェム系抗菌薬（セフジトレン（CDTR）あるいはセフカペン（CFPN））高用量が有効である．

2．初期スイッチ治療（治療3〜5日目）

初回治療より3〜5病日目で初回治療の効果を評価し，治療効果が認められなかった場合には，経口抗菌薬の増量を行う．すなわち，AMPC高用量あるいはAMPC：CVA＝14：1を用いる．AMPCにかわる第二選択薬としてはセフェム系抗菌薬（CDTR, CFPN）高用量が有用である．

3．中期〜後期スイッチ治療（治療7〜10日目/治療14〜28日目）

治療開始から7〜10日目には，経口抗菌薬の評価を行い，外科処置と静注製剤へのスイッチを検討する．すなわち，ペニシリン系経口抗菌薬で十分な改善がえられない場合，鼓膜切開を行うとともに起炎菌の薬剤感受性に基づき経口抗菌薬に変更するか静注抗菌薬を用いた外来治療（OPAT：Outpatient Parenteral Antimicrobial Therapy）あるいは，入院点滴加療（IPARET：Inpatient Antimicrobial Reset Therapy）を行う．

急性副鼻腔炎に対する抗菌薬治療

急性副鼻腔炎は，急性鼻炎や急性上気道炎に続発して発症することが多く，急性鼻炎や急性上気道炎を引き起こすライノウイルス，Respiratory syncytial（RS）ウイルス，インフルエンザウイルスなどによる感染が起こり，二次的に細菌感染が起こる．急性副鼻腔炎の診断においては，鼻腔所見が重要であり，中鼻道の膿汁や自然孔から排出される膿汁を認めれば急性細菌性副鼻腔炎と診断される．とりわけ小児では，急性鼻炎と急性副鼻腔炎が合併し急性鼻・副鼻腔炎の病態を呈することが多く，湿性咳嗽と後鼻漏が重要な所見とな

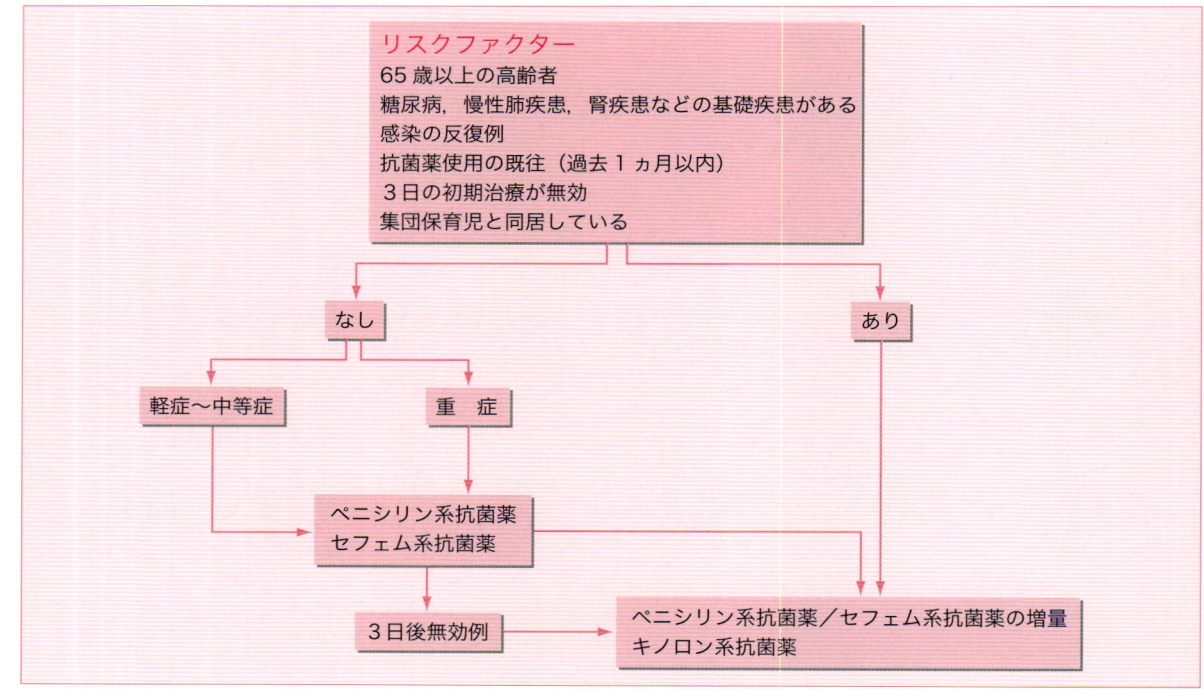

図2 急性鼻副鼻腔炎の抗菌薬治療

る．急性副鼻腔炎における主要な起炎菌としては，肺炎球菌，インフルエンザ菌およびモラクセラ・カタラーリスであり，これら3菌で約85％を占める．

急性副鼻腔炎の治療では，臨床症状（鼻漏，発熱，湿性咳嗽（小児）／顔面痛・前頭部痛（成人）），鼻腔所見（鼻汁の性状：粘膿性／漿液性と量，鼻粘膜の腫脹，粘膜の発赤）に基づき重症度を評価し，重症度にあわせた治療を選択する（図2）．リスクファクターがない場合で，軽症〜中等症の患者にはアモキシシリンが第一選択となる．

□ **急性咽頭・扁桃炎に対する抗菌薬治療**

急性咽頭・扁桃炎の原因としては，ウイルス感染あるいは細菌感染とされるが，一次的に細菌感染で発症する例は少なく，ほとんどはウイルス感染に続発する．細菌感染としては，A群β溶血性レンサ球菌がもっとも重要視されている．急性咽頭・扁桃炎の臨床像は，咽頭粘膜の発赤のみを認める軽症から，強度の粘膜腫脹とリンパ節腫脹を認める重症例までさまざまであるが，臨床経過は比較的良好であり，多くは抗菌薬と非ステロイド性鎮痛薬の投与により数日〜1週間程度で治癒する．急性咽頭・扁桃炎の治療においては，①A群β溶血性レンサ球菌性か，ウイルス性かを判断し，②重症度にあった治療選択を行うことが重要となる．

1．軽症例に対する治療選択

原則として抗菌薬治療は行わず，原則的には非ステロイド系鎮痛薬や消炎薬などの対症療法や咽頭処置，ネブライザー吸入や含嗽などの局所治療だけを行う．A群β溶血性レンサ球菌が検出された場合には，重症化しやすく治療も遷延化しやすいため，軽症であっても抗菌薬治療を開始する．

2．中等症例に対する治療選択

中等症例に対しては，抗菌薬治療を行う．近年ではA群β溶血性レンサ球菌が細胞内侵入することが判明しており，細胞内移行性に乏しいペニシリン系抗菌薬に比較してセフェム系抗菌薬のほうが細菌学的効果および臨床効果に優れることが報告されている．

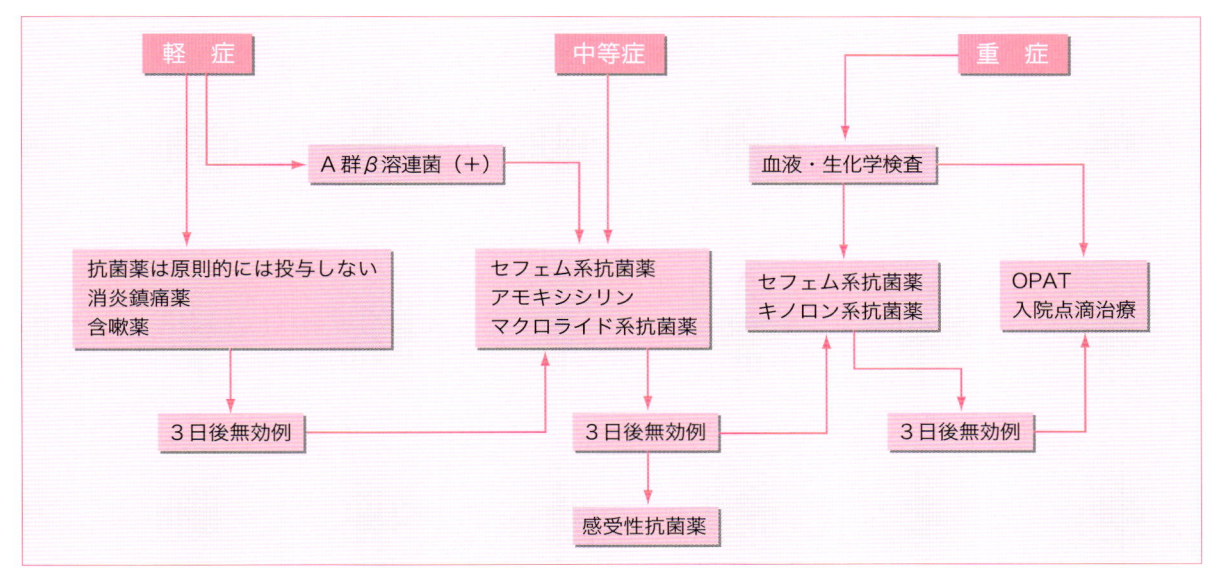

図3 急性咽頭扁桃炎に対する抗菌薬治療の流れ

3. 重症例に対する治療選択

　急性咽頭・扁桃炎の重症例においては，すみやかな抗菌薬治療が必要となる．抗菌薬の選択としては，セフェム系抗菌薬（CFPN，CDTR，CFDN など）や，キノロン系抗菌薬が有用である．口蓋扁桃および咽頭粘膜の腫脹が著しい場合や頸部リンパ節腫脹をともなう場合，脱水症状が強い場合などでは，外来静注抗菌薬治療（OPAT：Outpatient Parenteral Antimicrobial Therapy）や入院での静注抗菌薬治療も考慮する必要がある．

文　献

1) 山中　昇，保富宗城：小児中耳炎のマネージメント，医薬ジャーナル，東京，2006
2) Hotomi M, Yamanaka N, Faden H, et al：Factors associated with clinical outcomes in acute otitis media. Ann Otol Rhinol Laryngol 113：846-852, 2004
3) Hotomi M, Yamanaka N, Faden H, et al：Treatment and outcome of severe and non-severe acute otitis media. Eur J Pediatr 164：3-8, 2005
4) 保富宗城，藤原啓次，宇野芳史，他：急性鼻副鼻腔炎に対する gatifloxacin の有用性　スコアリングシステムを用いた評価．日本化学療法学会雑誌 56：7-15，2008
5) Suzumoto M, Hotomi M, Billal DS, et al：A scoring system for management of acute pharyngo-tonsillitis in adults. Auris Nasus Larynx, in press

■ 疾患各論

11. 産婦人科感染症；何を選んでどう使うか？

保田　仁介[*]

- 骨盤内感染症では起炎菌として，好気性菌とともに嫌気性菌が重要である．またクラミジアもしばしば関与している．
- 卵管炎ではクラミジアにも有効なニューキノロン薬の単回投与を第一選択としてもよい．
- クラミジア性子宮頸管炎にはアジスロマイシンの単回投与が有用である．
- 淋菌性頸管炎にはニューキノロン薬は使用せず，注射剤治療が第一選択であり，セフトリアキソンの単回投与を行う．

Key Words　骨盤内感染症，子宮頸管炎，嫌気性菌，クラミジア，淋菌

□ 骨盤内感染症

骨盤内感染症は子宮，子宮付属器，骨盤腹膜，骨盤結合織の感染症の総称であるが，子宮内感染症，卵管炎（いわゆる「PID」(Pelvic Inflammatory Diseases）は卵管炎をさすことが多い）がもっとも多い．

起炎菌は膣，頸管に常在する好気性，嫌気性の細菌で，これらの上行による混合感染がしばしばであり，治療薬の選択では嫌気性菌にも効果のあるものを選ぶことが重要である．さらにSTDであるクラミジア・トラコマチスや淋菌も起炎菌として大切であり，患者の性的活動度の評価や検査結果によってはこれらに有効な薬剤の選択も必要である．

臨床症状は比較的はっきりした発症経過を持った下腹部痛と発熱である．所見としては下腹部の圧痛があり，感染が進むと腹膜刺激症状をともなう．内診では子宮および付属器の圧痛，移動痛，抵抗や腫瘤の触知のほか，ダグラス窩の圧痛などが見られる．またダグラス窩の液体貯留も重要な所見である．

また若年者に多いクラミジア性PIDは細菌性PIDに比べ症状の軽いものが多い．下腹部だけでなく，むしろ右上腹部の痛みが強く胆嚢炎など上腹部感染症を疑う症状のこともあり患者の訴えに注意する（Fitz-Hugh-Curtis症候群）．

【治　療】

卵管炎，子宮内感染症の軽症例は経口剤による治療を行う．これらの中等症以上の症例のほか，骨盤腹膜炎，膿瘍などは子宮内感染や卵管炎などから進展した中等症以上が多く，注射剤による治療開始が必要である．

① 軽症例の治療

> 1. セフェム薬として，
>   セフジトレン（メイアクト®），
>   セフカペン（フロモックス®）など．
>   　　　　いずれも1回100mg，1日3回，7日間
> 2. ニューキノロン薬では
>   レボフロキサシン（クラビット®）
>   　　　　1回500mg，1日1回，7日間など

ニューキノロン薬の投与法は，効果，耐性菌抑制，服薬コンプライアンスの向上などの観点から高用量，単回投与が世界の標準で，我が国でもようやく承認されたところであり単回投与を強く推奨する．

なお起炎菌としてクラミジアが単独感染あるいは混合感染で関与している場合がある．セフェム薬はクラミジアに抗菌力がないが，ニューキノロン薬には適応のあるものがあり，上記のニューキノロン薬はクラミジア感染症への適応がある．クラミジアも考慮してニューキノロン薬で治療開始した場合，7日間程度の投与を行い，治療の

[*]松下記念病院　産婦人科

3週後くらいに必ずクラミジアの消失を確認しておくこと．

またクラミジアの混合感染ではセフェムやペネムでも症状だけは軽快することがあるので，治療開始後判明した検査結果から必要なら後述の頸管炎の治療に準じてクラミジアに有効なクラリスロマイシンやミノサイクリンなどを追加する．

②経口剤無効例，あるいは中等症以上例の治療

経口剤無効例やあるいは当初より中等症以上と判定された例では注射剤を用いる．選択の基準は軽症例と同様である．

子宮内感染，卵管炎，骨盤腹膜炎などでは

```
フロモキセフ（フルマリン®）
    あるいは
セフメタゾール（セフメタゾン®）
    いずれも1回1g，1日2～3回点滴静注，5～7日間
```

ダグラス窩膿瘍，卵管・卵巣膿瘍，子宮傍結合織炎など難治例では

```
セフェピム（マキシピーム®）
    あるいは
セフピロム（ブロアクト®）
    いずれも1回1g，1日2～3回点滴静注，7日間
```

症例によってはカルバペネム薬，ニューキノロン薬も考慮する．

□ 子宮頸管炎

子宮頸管炎の多くはクラミジアによるものであるが，淋菌性子宮頸管炎もいわゆるCSW（commercial sex workers）だけでなく一般婦人でも見られるようになってきている．ともに感染があっても自覚症状に乏しく，積極的な検出検査を行い見つかることがしばしばである．検出検査では感度，特異性の高い遺伝子増幅検査が用いられることが多い．

また最近は子宮頸管炎と同程度にクラミジア性および淋菌性の咽頭炎がしばしば見られるようになってきており，やはり無症状が多いことから，感染源としてより重要となってきている．またこれらによる咽頭炎は頸管炎より難治である．

クラミジア性子宮頸管炎の治療にはアジスロマイシン（ジスロマック®）の1000mg（250mg×4錠）単回投与が有用であるが，難治例では2gドライシロップ（ジスロマックSR®2g）も選択できる．他にはクラリスロマイシン（クラリス®，クラリシッド®）1回200mg，1日2回，7日間，あるいはミノサイクリン（ミノマイシン®）1回100mg，1日2回，7日間などでもよい．

なお妊婦ではマクロライドのみを使用し，アジスロマイシンかクラリスロマイシンを用いる．

淋菌性子宮頸管炎には，ニューキノロン薬は淋菌の耐性が80%以上にも及ぶようになったため使用せず，下記注射剤の単回投与による治療を行う．

セフトリアキソン（ロセフィン®）あるいはセフォジジム（ノイセフ®，ケニセフ®）の1.0g単回点滴静注，あるいはスペクチノマイシン（トロビシン®）2.0g単回筋注がすすめられる．これらの治療では現在のところ100%の淋菌消失が期待でき，淋菌の消失確認は不要とされる．

□ 外陰腟感染症

カンジダなどの真菌性外陰腟炎にはアゾール系腟坐薬や軟膏を使用する．オキシコナゾール（オキナゾールV®600）の単回投与やクロトリマゾール（エンペシド®）の1回1錠6日間投与などに，外用薬を併用する．

トリコモナス腟症にはメトロニダゾール（フラジール®）の高用量（1500mg）単回経口投与．この際メトロニダゾールの腟坐薬を併用すると早期に症状を消失させる．

細菌性腟炎やいわゆる細菌性腟症などではクロラムフェニコールの腟坐薬を使用する．

文 献

1) 松田静治：産婦人科感染症．抗菌薬使用のガイドライン，pp.199-203，協和企画，東京，2005
2) 保田仁介：産婦人科感染症．抗菌薬臨床ハンドブック（渡辺 彰，編），pp.260-265，ヴァン メディカル，東京，2006
3) 性感染症診断・治療ガイドライン2008，日本性感染症学会誌Vol 19．No 1．（supplement）

疾患各論

12. 整形外科感染症：何を選んでどう使うか？

橋本　晋平*
はしもと　しんぺい

- 整形外科感染については，骨髄炎，関節炎，蜂窩織炎，滑液包炎，筋炎が代表的である．
- この稿では，これらの解剖学的特殊性を考慮した戦略が重要であり，それに基づいた投与方法を記載した．

Key Words　骨髄炎，関節炎，蜂窩織炎，滑液包炎，筋炎

□ 急性化膿性骨髄炎・関節炎

術後感染，開放性骨折による感染が多く認められ，これらは外的因子によって持ち込まれる．血行感染では，小児期における血行感染が依然として多い．

術後や開放性骨折，関節開放損傷では，圧倒的に黄色ブドウ球菌や表皮ブドウ球菌が多く，抗生剤の乱用によって，MRSA，MRSEなどが治療を難渋させている．血行感染では，溶血性連鎖球菌や肺炎球菌が多く，嫌気性菌や腸内細菌は少ない[1,2]．

SSI（surgical site infection）は近年整形外科領域でも提唱され[3,4]，術後のクリニカルパスなどではセフェム第一世代を術後1～2日使用し，極力無菌的操作にこだわった手術が求められ，それが実践されている．しかし，汚染された開放性骨折では初期の十分なデブリードメントを行っても組織の挫滅により血行不全が生じ，十分な抗生剤の局所濃度が得られない場合が存在する．

SSIでは前述のごとく術後のセフェム第一世代（セファゾリンなど），またはピペラシリンを術前，術後1～2日使用し，極力無菌的操作にこだわった手術が求められ，それが実践されている．

汚染された開放性骨折では初期の十分なデブリードメントを行っても組織の挫滅により血行不全が生じ，十分な抗生剤の局所濃度が得られない場合が存在する．しかし，このような場合であってもセフェム第一世代や広域ペニシリンなどは初期の投与では重要であり，緑膿菌をカバーしたピペラシリンナトリウムなどの大量投与なども病態

の初期では重要である．

長期間ICU管理を要する場合では，初期から多剤耐性緑膿菌を主眼としたタゾバクタム/ピペラシリンの投与も考慮される．

抗菌薬使用のガイドライン[5]では，外傷における抗生剤選択として汚染の少ない場合では，アンピシリン，第一世代セフェム系抗生剤を，土壌などの汚染ではピペラシリン，スルバクタム/アンピシリン，タゾバクタム/ピペラシリンを，咬傷ではクラブラン酸/アモキシシリン，スルタムシリン，スルバクタム/アンピシリン，タゾバクタム/ピペラシリンを選択することを推奨している．

小児における急性化膿性骨髄炎は，ジヌソイドに停滞する血行により局所で細菌が繁殖して発生する．したがって，グラム陽性球菌を中心に，投薬を考慮する．

筆者はピペラシリンナトリウムを中心とした治療で，MRSAを誘導しない抗菌をめざす．ピペラシリンナトリウムで効果なき場合では，ニューキノロン系，ピペラシリンナトリウム＋ホスホマイシン，ピペラシリンナトリウム＋イミペネム/シラスタチンなどのcombinationを考慮している．

おもに小児に認められる急性化膿性骨髄炎では，レンサ球菌や肺炎球菌であることが多く，ベンジルペニシリンやクリンダマイシンの投与を考慮し，カルバペネム抗菌薬やγ-グロブリンも視野に入れておく必要がある．

慢性化膿性骨髄炎では，ほとんどの場合MRSAが起炎菌となっている[6]．本来，慢性化膿

*橋本整形外科クリニック

性骨髄炎は，急性感染からの移行が多く，骨髄炎局所は腐骨によって血行が遮断され，抗生剤の組織移行が乏しいためその治療に難渋する．したがって一般的には慢性化膿性骨髄炎は手術療法が中心であり，保存的に治療を完結することは困難である．

慢性化膿性骨髄炎の治療は，従来より持続洗浄法が広く普及している．

本法は[7,8]，関節炎にも有用で整形外科領域では二重管チューブのキットも存在する．適切な抗生剤を局所灌流して抗菌を果たす．静脈投与可能な抗生剤であれば選択できない抗生剤はないが，アレルギーに注意を必要とする．

細菌の数十倍のMICを確保できる手技であり，同時に細菌を排出させることが可能である．手技の実際では，術後2000 mlから3000 mlの洗浄液内に蛋白分解酵素（アレベール®）や血液凝固を阻止する目的でウロキナーゼ®5000単位を混和して灌流し，抗生剤を順次添加して使用する．洗浄局所の肉芽の増勢に従って灌流局所のシャント現象が発生するため，洗浄期間は約3週間が限度であることに注意を要する．還流液内にはセフェム第一世代を混和して高濃度を得るようにしている．点滴静注は抗菌の感受性にみあったものを選択して投与している．

われわれは独自に開発した抗生剤含有骨セメントビーズ[9〜13]を用いて腐骨を切除し，局所の血行を改善し，高濃度の塩酸バンコマイシンを局所に作用させるためにバンコマイシン含有セメントビーズを用いて治療を行っている．一般細菌では硫酸ジベカシンを用いている．ビーズのサイズは5 mmが効率よく病巣に充填されかつ，セメントビーズからの抗生剤溶出も安定しているのでこのサイズを基本としている．また，局所の閉鎖性を重視し，創が開放されると抗生剤の局所濃度が急速に低下することから，閉鎖創内から穿刺液を採取して，局所の抗生剤濃度をときどきチェックするように奨めている．

この際，骨髄局所の濃度は得られていても，術創周囲の軟部には届かないため，全身投与を併用する[14〜17]．その際では，ニューキノロン系抗生剤＋ホスホマイシン，リファンピシン＋ホスホマイシン，カルバペネム系抗生剤＋ホスホマイシンなどを投与している．抗MRSA薬剤として，バンコマイシン＋フロモキセフナトリウムやテイコプラニン＋イミペネム／シラスタチンなどもその選択肢としている．リネゾリドも良い選択肢ではあるが，極力乱用は避ける必要があるものと考えている．

MRSAの慢性化膿性骨髄炎の外来における長期管理においては，筆者はリファンピシンとスルファメトキサゾール／トリメトプリム（ST合剤）を抗MRSA薬として用いている．

骨髄炎において骨折を合併する場合では，偽関節に至る場合が多い．感染の消退を待って二次的に骨癒合を得ると考えるのが一般的ではあるが，筆者は感染が並存していても骨癒合を得ることは可能と考えている．イリザロフなどの創外固定は骨折局所に強い圧迫力と強固な固定をもたらし，骨癒合を得つつ感染に対する処置が可能であり，慢性化した偽関節の形成を阻止できれば，残存する骨髄炎病巣に対する処置を追加することで不安定性の確保を考慮しなくてよい．

関節炎における局所の特殊性から，急性期ではギプスなどの固定を行い，関節破壊の進行に対して，病状の安定した時点ではCPM（continue passive motion）を併用することも考慮される．

□ 蜂窩織炎

ひょう疽など爪周囲の感染が多く，挫創や足白癬にともなう下肢，下腿の感染巣が一般に多く認められる．糖尿病などの基礎疾患をともなうことが多く，その発生にあたっては，これらの管理が適切であるかを考慮する必要がある．起炎菌は，グラム陽性球菌が多くブドウ球菌やレンサ球菌に代表される．選択すべき抗生剤はピペラシリンなどの広域ペニシリン系または第一世代セフェム系抗生剤を考慮する．

皮下組織において粉瘤の感染では悪臭が強く，感染例では切開排膿を基準としてセフェム，ペニシリンなどの抗生剤投与が必要である．

□ 滑液包炎

足関節，肘関節，膝関節に多く認められる病態

である．蜂窩織炎同様の機序で発生することが多いが，この際では，切開排膿は注意すべきである．滑液包の組織は無構造で血行が不良であり，切開した場合その修復機転は乏しく，炎症の消退後排膿の創傷の処置に難渋する場合が多い．また，交感性関節炎を併発している場合では，関節内は感染がなく水腫を呈する場合があり，感染滑液包をつらぬいて，関節穿刺を行った場合では無用に感染菌を関節内に医原的に持ち込む場合があるのでその対応には注意を払うことが重要である．

慢性化した滑液包は一塊として切除することが必要となる場合がある．

☐ 化膿性筋炎

A 型 B 型溶連菌や大腸菌などガス産生型の菌では，壊死性筋膜炎を併発し，CPK の上昇など診断における生化学検査も即時行うことで診断される．

近年では，まれであるが，ガス壊疽などの嫌気性菌も重要である．筋内組織にガス像を得た場合では，切断を念頭においた治療を考慮しつつ，早期の切開排膿の外科的手術が考慮される．壊死性筋膜炎や非クロストリジウム性ガス壊疽の場合では，ピペラシリンの大量使用やセフェム系抗生剤を第一選択として，混合感染に十分配慮することが重要であるが，難治傾向ではタゾバクタム/ピペラシリンにバンコマイシンの併用も考慮すべきとされている．感染の長期化が懸念される病態であり，緑膿菌などの混合感染に留意すべきである．

クロストリジウム性ガス壊疽や A 型連鎖球菌（劇症型）では高気圧酸素療法を考慮しつつ，ベンジルペニシリンとクリンダマイシンの併用が選択される．

文 献

1) 橋本晋平：今日の整形外科治療指針（第 5 版），医学書院，東京，2007
2) 橋本晋平：抗菌薬臨床ハンドブック，ヴァン メディカル，東京，2006
3) 林　泉：術後感染予防薬としての抗菌薬．Prog Med 21：659-664，2001
4) 冨田恭治，高倉義典，宮崎　潔，他：整形外科手術後の感染症予防における抗菌薬の選択．中部整災誌 47：53，2004
5) 日本感染症学会/日本化学療法学会：抗菌薬使用のガイドライン，協和企画，東京，2005
6) 橋本晋平：化膿性骨髄炎における抗菌剤の使い方．感染と抗菌薬 5：272-275，2002
7) 桜井　実：慢性化膿性骨髄炎に対する私の閉鎖式持続洗浄法．骨・関節感染症，pp.101-109，金原出版，東京，1990
8) 川嶌眞人：今日の整形外科治療指針（第 5 版），医学書院，東京，2007
9) 橋本晋平：硫酸ジベカンシン含有骨セメントビーズ充填法の実験的，臨床的研究．中部整災誌 36：325-338，1993
10) 橋本晋平，澤井一彦，丹羽滋郎：DKB 含有骨セメントビーズ充填法．伊丹康人，西尾篤人編　私のすすめる整形外科治療法．整形外科 MOOK．増刊 2 号，金原出版，東京，1993
11) 橋本晋平，桜木哲太郎，壺井朋哉，他：塩酸バンコマイシン含有骨セメントビーズの溶出とその臨床応用法―定量的充填法の検討―．骨関節感染研究会誌 16：55-57，2002
12) 橋本晋平，桜木哲太郎，大須賀友晃，佐藤啓二：骨関節の MRSA 感染に対する塩酸バンコマイシン含有骨セメントビーズ定量的充填法．日本骨・関節感染症研究会雑誌 16：55-57，2003
13) 橋本晋平，桜木哲太郎，佐藤啓二：骨関節 MRSA 感染例に対する定量的 VCM 含有骨セメントビーズ充填術の検討．日本骨・関節感染症研究会雑誌 17：24-27，2003
14) 多田敦彦，河原　伸，高橋　清，他：喀痰分離緑膿菌に対する fosfomicin と抗緑膿菌薬との併用効果．日本化学療法学会雑誌 47：185-189，1999
15) 島倉雅子，堀りつ子，高畑正裕，他：Methcillin-resisted Staphiloccocus Aureus に対する Piperacillin と Vancomycin, Teicoplanin, Arbekacin の in vitro の併用効果．臨床と微生物 27：227-230，2000
16) 大石智洋，花木秀明，砂川慶介：MRSA および VRE に対する併用療法．化学療法の領域 20：1189-1193，2004
17) 整形外科領域における感染症に対する Imipenem/Cilastatin Sodium の臨床効果および骨移行濃度の検討．Jap J Antibiotic 50：622-627，1997，J antimicrobial chemo 37：209-222，1996

■ 疾患各論

13. 歯科・口腔外科感染症；何を選んでどう使うか？

金子　明寛[*]

- 歯科・口腔外科感染症は，1群歯周組織炎，2群歯冠周囲炎および3群顎炎および4群顎骨周囲の蜂巣炎に分類される．
- 歯科・口腔外科感染症治療薬は口腔レンサ球菌および嫌気性菌に対して抗菌活性が強い薬剤が最適である．
- 内服抗菌薬が適応となる軽症から中等症の歯性感染症ではペニシリン系薬，セフェム系薬が第一選択薬となる．軽症から中等症の歯周組織炎，歯冠周囲炎では組織移行性が良いアジスロマイシンが第一選択薬になることが多い．
- 注射剤が適応となる重症例では β-ラクタマーゼ産生 Prevotella 属の検出が増加しているため感染巣の病原細菌数を減らす局所処置を可及的に併用するとともに，β-ラクタマーゼ阻害薬配合ペニシリン系抗菌薬，カルバペネム系薬が第一選択となる．

Key Words　歯性感染症，嫌気性菌感染症，口腔レンサ球菌，ペニシリン系薬

　歯科・口腔外科感染症は，1群歯周組織炎，2群歯冠周囲炎および3群顎炎および4群顎骨周囲の蜂巣炎に分類される．1群歯周組織炎は歯根由来の根尖性歯周組織炎および歯槽膿漏由来の辺縁性歯周組織炎に分類される．2群歯冠周囲炎は不正な位置に萌出（半埋伏）した智歯が原因となる．根尖性歯周組織炎および辺縁性歯周組織炎が原因となり歯肉膿瘍および歯槽膿瘍を形成する．重症化にともない顎骨および顎骨周囲に炎症が波及し顎骨炎，蜂巣炎に発展する．閉塞膿瘍から検出菌は嫌気性菌および好気性菌の複数菌感染症で，嫌気性菌の占める割合が高い．歯性感染症の多くは歯槽部に炎症が限局し，切開，排膿などの適切な外科的処置，適切な抗菌化学療法を行われれば，数日で軽快することが多いが，時として宿主因子および初期治療の遅れなどにより重症化する．重症化にともない嫌気性菌の検出頻度は増加する．

□ 歯科・口腔外科感染症検出菌

　2005年9月から2007年12月の間に1～4群および歯性上顎洞炎の917検体から好気性菌891株，嫌気性菌1005株，計1896株を分離した．おもな分離菌の分離頻度は Prevotella 属 48%，Peptostreptococcus 属 45%，Streptococcus 属 73%で，これら3菌属が当該領域における主要起炎菌である（図1）．特に顎炎，蜂巣炎では嫌気性菌の検出頻度が増加し Prevotella 属，Peptostreptococcus 属に加え Fusobacterium 属，Porphyromonas 属が多く分離された（図2）．

□ 歯科・口腔外科感染症原因菌に対する薬剤感受性および分離年別比較

　嫌気性菌では Prevotella 属の β-ラクタマーゼ産生菌種が増加し，歯科口腔外科領域で頻用されるセフェム，ペニシリン薬の抗菌活性は劣化している．クリンダマイシンの MIC_{50} 値は 0.015 μg/ml 以下ときわめて低いが，MIC_{90} 値は高く Prevotella 属に耐性化傾向を認める（図3）．Porphyromonas 属は β-ラクタマーゼ産生株の検出頻度が低いため各薬剤ともに耐性化傾向を認めない．閉塞膿瘍から検出頻度が高い S. anginosus グループに対してはアンピシリンの MIC_{90} 値は 0.5 μg/ml と低く良好な抗菌活性を示した．

　本年より発売されたフルオロキノロン系薬であるシタフロキサシンの歯性感染症由来嫌気性菌 41株および Streptococcus 属 32株に対する MIC

[*]東海大学医学部　外科学系口腔外科

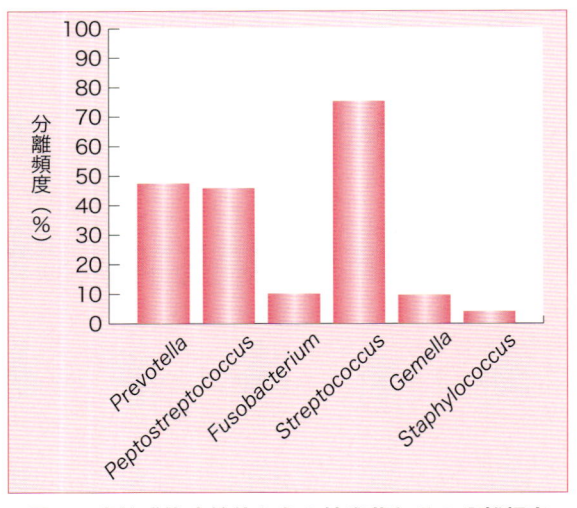

図1 歯性感染症検体からの検出菌とその分離頻度

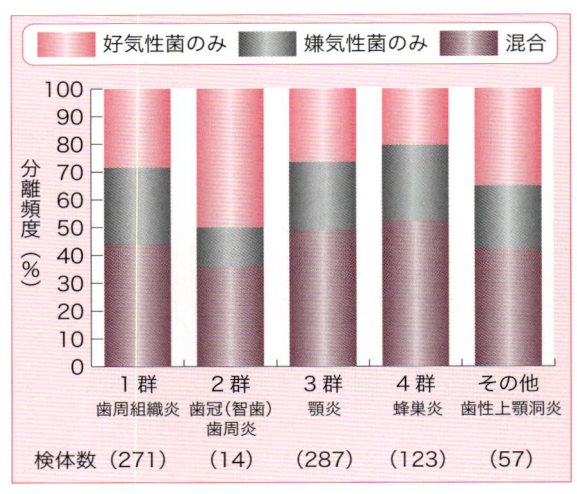

図2 歯性感染症別の検出菌内訳

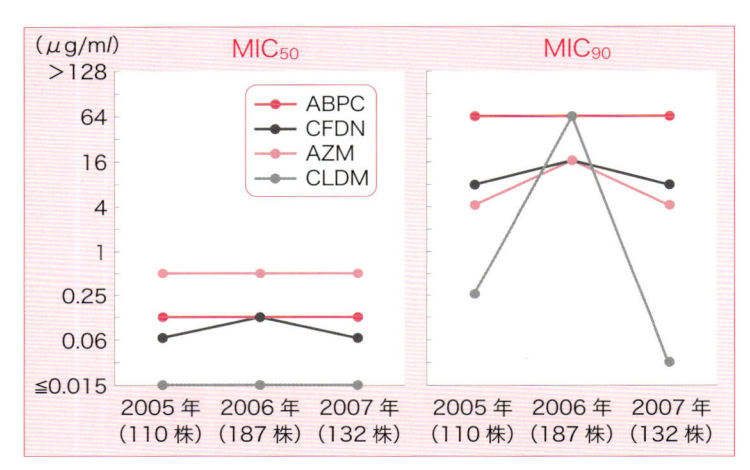

図3 *Prevotella* 429株の抗菌薬感受性推移

range は $0.025\,\mu g/ml$ 以下から $0.1\,\mu g/ml$, MIC_{90} は $0.1\,\mu g/ml$ であった. レボフロキサシンの MIC range は $0.1\,\mu g/ml$ から $6.25\,\mu g/ml$, MIC_{90} は $1.56\,\mu g/ml$ であり, シタフロキサシンは既存のフルオロキノロン系薬と比較し強い抗菌活性をもつ薬剤である[1].

□ 歯科・口腔外科感染症に対する抗菌薬

歯科・口腔外科感染症治療薬は口腔レンサ球菌および嫌気性菌に対して抗菌活性が強い薬剤が最適である. *Prevotella* 属に対するセフェム系薬, ペニシリン系薬の MIC 値は上昇しているが, 内服抗菌薬が適応となる軽症から中等症の歯性感染症ではペニシリン系薬, セフェム系薬が第一選択薬となる. 軽症から中等症の歯周組織炎, 歯冠周囲炎では組織移行性が良いアジスロマイシンが第一選択薬になることが多い. 中等症以上では抗菌活性, 組織移行性の検討結果を元にするとアモキシシリン 1500 mg/日, シタフロキサシンが第一選択薬になる. 注射剤が適応となる重症例では β-ラクタマーゼ産生菌種が多く感染巣の病原細菌数を減らす局所処置を可及的に併用するとともに, β-ラクタマーゼ阻害薬配合ペニシリン系抗菌薬, カルバペネム系薬が第一選択となる.

文 献

1) 佐々木次郎, 堀 誠治：歯科・口腔外科領域感染症に対する sitafloxacin の有効性, 安全性および口腔組織移行性. 日化療会誌 56(S-1)：121-129, 2008

■ 疾患各論

14. 小児感染症の特徴と抗菌薬の使い方

岩田　敏[*]

- 成長期にある小児では，細菌感染症の種類，診断，治療の面で成人ではみられない，いくつかの問題点があるため，小児，新生児の感染症に対する化学療法を考える場合，これらの点を十分に考慮して抗菌薬を選択する必要がある．
- 小児感染症における抗菌薬の選択に当たっては，小児感染症で頻度の高い原因菌を念頭においたうえで，小児に対する用法・用量の定められた抗菌薬，すなわち小児に対して適応を有する抗菌薬を選択する．
- 経口小児用製剤においては，服用性について配慮する必要がある．

Key Words 抗菌薬，化学療法，適正使用，小児感染症，小児科領域

成長期にある小児では，細菌感染症の種類，診断，治療といった点で成人ではみられないさまざまな問題点がある．小児の細菌感染症は急性症が多いのが特徴であるが，敗血症，髄膜炎，肺炎などの疾患では年齢により頻度の高い原因菌が異なるので，抗菌薬を選択する際に留意する必要がある．また年齢によって体内動態が異なる点（特に新生児），小児に特有の副作用が認められる点などを考慮し，小児や新生児における体内動態，有効性，安全性の判明している抗菌薬を選択する必要がある．本稿ではこうした小児の特殊性を踏まえたうえでの抗菌薬の選択について述べる．

□ 小児感染症の特殊性[1〜3]

成長期にある小児では，細菌感染症の種類，診断，治療の面で成人ではみられない，いくつかの問題点があるため，小児，新生児の感染症に対する化学療法を考える場合，これらの点を十分に考慮して抗菌薬を選択する必要がある（**表1**）．特に年齢や疾患により頻度の高い原因菌が異なる傾向がある点，原則として小児，新生児に対する体内動態，有効性，安全性が判明している抗菌薬を使用しなくてはならない点の2点は重要で，常に意識しておく必要がある．

また新生児期には，局所における感染防御機構が未熟なために，気道，消化管，皮膚などの局所

表1　小児感染症の特徴

感染症の種類における特殊性
● 急性症が多い
● 小児に多い感染症（化膿性髄膜炎，膿胸，クラミジア肺炎，伝染性膿痂疹など）
● 基礎疾患として先天性異常を有する 　尿路感染症　　　→　尿路奇形，尿流障害 　感染性心内膜炎　→　先天性心疾患 　反復性感染症　　→　免疫不全症候群
● 常在細菌叢の発達が未熟な新生児では局所の感染が全身に広がりやすい

感染症の診断における特殊性
● 特異的な臨床症状を示さない（特に新生児，乳児）
● 理学的所見の判断が難しい
● 検体の採取が困難（喀痰，尿，血液）
● 年齢により頻度の高い原因菌が異なる（敗血症，化膿性髄膜炎，肺炎）

感染症の治療における特殊性
● 使用できる抗菌薬が制限されている（原則として小児への適応が認められている薬剤を使用）
● 年齢によって体内動態が異なる（特に新生児，乳児）
● 小児に特有の副作用 　→クロラムフェニコールによる新生児グレイ症候群 　→サルファ剤による新生児核黄疸 　→テトラサイクリン系薬の歯牙，骨への沈着 　→キノロン系薬の関節障害（幼弱動物のみ，ヒトでは証明されていない）
● 小児に多い副作用 　→下痢・軟便
● 投薬が困難（服薬拒否，血管確保）

[*]国立病院機構東京医療センター　統括診療部長

表2 各種感染症のおもな原因菌

① 咽頭炎・扁桃炎
　……A群溶血性レンサ球菌
② 中耳炎……肺炎球菌
　　　　　　インフルエンザ菌
③ 喉頭炎……インフルエンザ菌
④ 気管支炎……肺炎球菌
　　　　　　　インフルエンザ菌
　　　　　　　トラコーマ・クラミジア（新生児・早期乳児）
　　　　　　　肺炎クラミジア（幼児・学童）
　　　　　　　肺炎マイコプラズマ（幼児・学童）
⑤ 肺　炎……肺炎球菌
　　　　　　インフルエンザ菌
　　　　　　黄色ブドウ球菌（新生児・乳児）
　　　　　　B群レンサ球菌（新生児）
　　　　　　大腸菌（新生児）
　　　　　　トラコーマ・クラミジア（新生児・早期乳児）
　　　　　　肺炎クラミジア（幼児・学童）
　　　　　　肺炎マイコプラズマ（幼児・学童）
⑥ 百日咳……百日咳菌
⑦ 尿路感染症
　　　……大腸菌，その他の腸内細菌
　　　　　緑膿菌（複雑性尿路感染症）
　　　　　腸球菌（複雑性尿路感染症）
⑧ 腸管感染症
　　　……カンピロバクター
　　　　　サルモネラ
　　　　　病原大腸菌
⑨ 皮膚軟部組織感染症
　　　……黄色ブドウ球菌
　　　　　A群溶血性レンサ球菌
⑩ 敗血症・髄膜炎
　　　……B群レンサ球菌（新生児）
　　　　　大腸菌（新生児）
　　　　　肺炎球菌
　　　　　インフルエンザ菌（type b）

での細菌の増殖から容易に全身感染症に発展する傾向が強いので注意が必要である．通常，新生児に感染徴候が認められた場合には，すみやかに細菌学的検査を行ったうえで，結果が判明する前に早めに治療を開始することが望ましい．一般に生後3～4ヵ月以内の新生児・乳児の感染症は重症化することが少なくないので，適切な微生物検査を行うことなく外来で安易に経口抗菌薬を投与することは避けるべきであり，抗菌薬の投与が必要であると判断された症例に対しては，微生物検査，血液生化学的検査，尿検査などを実施し，感染症の種類，重症度を適切に判断したうえで使用す

べきである．

□ 小児感染症の原因菌[1,3]

　小児，新生児領域におけるおもな感染症の主要原因菌は表2に示したとおりである．このうち年齢により頻度の高い原因菌が異なる傾向を示すのは肺炎，敗血症，髄膜炎の各疾患で，特に新生児期の原因菌は乳児期以降の小児とはかなり異なっている．また小児感染症の主要な原因菌のうち，肺炎球菌に関してはペニシリンに対する耐性化が，インフルエンザ菌に関してはβ-ラクタマーゼによらないアンピシリンに対する感受性の低下が，それぞれ問題となっている．これらの耐性菌の耐性機序としては，いずれもペニシリン結合蛋白のβ-ラクタム系薬に対する親和性の低下が原因であり，抗菌薬の選択に当たっては注意が必要である．マイコプラズマやクラミジアなどのβ-ラクタム系薬が無効の微生物も小児感染症の原因菌として重要である．これらの微生物による感染症に対しては，臨床経過や迅速診断も含めた検査所見から判断して，マクロライド系薬を選択する必要がある．なお，肺炎マイコプラズマにおいては，最近マクロライド耐性菌の出現が問題となっており[4]，今後の動向に注意を払う必要がある．

　原因菌判明前に抗菌薬を選択する際には，これら疾患別の主要原因菌と薬剤感受性を想定して選択を行うことが重要である．

□ 小児感染症に対して抗菌薬を選択する際の注意点[2,3]

　小児感染症における抗菌薬の選択に当たっては，小児感染症で頻度の高い原因菌を念頭においたうえで，小児に対する用法・用量の定められた抗菌薬，すなわち小児に対して適応を有する抗菌薬を選択する必要がある．わが国で市販されている注射用抗菌薬の多くは小児における体内動態，有効性，安全性の検討が行われ，小児に対する適応を持っているので，各薬剤の小児の用法・用量に従って使用する．一般に小児では体重当たりの投与量が成人の常用量に比して多くなるが，この場合，成人での最大投与量を超えないのが原則である．なかには小児で検討した成績がなかったり不

表3　小児感染症に対する抗菌薬の選択

① 咽頭炎・扁桃炎	多くはウイルス感染症，細菌性はA群溶血性レンサ球菌
	広域ペニシリン，セフェム
	広域ペニシリン＋β-ラクタマーゼ阻害薬
	（β-ラクタマーゼ産生菌の共存によりペニシリン系薬が不活化され除菌に失敗した場合）
	マクロライド（β-ラクタム系薬過敏症の場合）→クラリスロマイシン，アジスロマイシン
② 中耳炎	肺炎球菌，インフルエンザ菌のβ-ラクタム系薬に対する耐性化が問題
	広域ペニシリン，広域ペニシリン＋β-ラクタマーゼ阻害薬，セフェム（第3世代），ペネム
	耐性菌を考慮し増量投与が望ましい
③ 喉頭炎	広域ペニシリン，広域ペニシリン＋β-ラクタマーゼ阻害薬，セフェム（第3世代）
④ 気管支炎，⑤ 肺炎	肺炎の場合，乳児例，中等症以上の症例では入院治療の適応
	広域ペニシリン，広域ペニシリン＋β-ラクタマーゼ阻害薬，セフェム（第3世代），ペネム
	マクロライド（肺炎マイコプラズマ，肺炎クラミジア，トラコーマ・クラミジア）
	グリコペプチド（MRSA）
⑥ 百日咳	マクロライド→14員環を使用，16員環は無効
⑦ 尿路感染症	原因菌の90％以上は大腸菌
	乳児例，中等症以上は入院治療の適応
	セフェム
⑧ 腸管感染症	軽症の場合は通常抗菌薬を使用せず生菌剤のみで治療
	ホスホマイシン，キノロン（ノルフロキサシン），マクロライド（カンピロバクター）
⑨ 皮膚軟部組織感染症	伝染性伝染性膿痂疹の約30％にMRSAが関与している
	セフェム，キノロン（MRSA），ミノサイクリン（MRSA），ST合剤*（MRSA）
⑩ 敗血症・髄膜炎	入院のうえ注射用抗菌薬により治療
	髄膜炎では髄液移行の良い薬剤を増量投与
	広域ペニシリン，セフェム，カルバペネム（パニペネム，メロペネム）
	アミノ配糖体（敗血症），グリコペプチド（MRSA）

*本邦での当該疾患に関する適応は未承認．

十分であったために，小児への適応を持たない薬剤もあるので注意が必要である．一方，経口用抗菌薬に関しては，細粒やドライシロップなどの小児用製剤のある薬剤はいずれも小児に対する適応を持っているが，小児用製剤のない薬剤は小児への適応を持たない場合が多いので注意が必要である．小児への適応があるかどうかについては，小児の用法・用量の記載があるかないかで判断できる．すなわち，小児の用法・用量の記載のない薬剤は，小児に対する適応を持っていない薬剤と考えてよい．このような薬剤は，どうしても必要な場合を除き使用を避けるようにする．

また細粒やドライシロップなどの経口小児用製剤においては，服用性についても配慮する必要がある．いくら優れた抗菌薬でも，患児が嫌がって服用してくれなくては投与した意味がなくなってしまう．一般に苦味のある製剤，粒子が粗くざらつきのある薬剤は小児に嫌われる傾向が強い．特にマクロライド系薬は原体の苦味が強く，小児用製剤では甘味を付けたコーティングで苦味をマスクしてはいるが，服用時に口腔内でコーティングが溶けると，患児が強い苦味を感じてしまい，服薬を拒否される場合があるので注意が必要である．

また，抗菌薬投与にともなう下痢は，特に3歳未満の小児において頻度が高くなる傾向があるので，下痢を起こす頻度の高い抗菌薬を使用する際には，あらかじめ生菌剤を併用するとよい[5,6]．

□ **疾患別の抗菌薬の選択**

疾患別の抗菌薬選択の目安を**表3**に示した[7〜9]．

おわりに

以上，小児に抗菌薬を使用する場合の基本的事項について述べた．小児への抗菌薬の使用にあたっては，常に原因菌と宿主の状態を念頭に置いたうえで，想定される原因菌に対して有効な抗菌薬のなかから，小児に対する適応を有し，かつ安全性の高い薬剤を選択することが重要である．

文 献

1) 岩田　敏：小児科領域感染症の特殊性．ビジュアル抗菌薬治療マニュアル第3版（清水喜八郎，編），pp. 177-178，日本臨牀社，大阪，1998
2) 岩田　敏：新生児・未熟児における化学療法．ビジュアル抗菌薬治療マニュアル第3版（清水喜八郎，編），pp. 155-160，日本臨牀社，大阪，1998
3) 岩田　敏，砂川慶介：抗生物質療法の実際　特殊な患者，特殊な領域での抗生物質療法のポイントと注意点　小児，新生児．抗生物質療法ガイド　感染症に対する実践的診療のために（和田　攻，大久保昭行，永田直一，矢崎義雄，編），pp. 387-390，文光堂，東京，1996
4) Morozumi M, Iwata S, Hasegawa K, et al：Incrlased macrolide resistanse of *Mycoplasma pneumoniae* in pediatric patients with community-acquired pneumonia. Antimicrob. Agents Chemother 52：348-350, 2008
5) 岩田　敏，砂川慶介：抗菌薬の適正使用　副反応．Modern Physician 18：627-632，1998
6) 岩田　敏：抗生剤の副作用　正常細菌叢に及ぼす影響．小児の化学療法（藤井良知，西村忠史，砂川慶介，編），pp. 87-98，金原出版，東京，1991
7) 岩田　敏：小児における抗菌薬適正使用とは．小児科臨床 55：345-351，2002
8) 岩田　敏：抗菌薬の投与期間　いつ中止するか．小児内科 36：55-57，2004
9) 岩田　敏：髄膜炎—髄液所見から治療へ．内科 92：864-868，2003

■ 疾患各論

15. 高齢者感染症の特徴と抗菌薬の使い方

大類　孝*
おおるい　たかし

- 高齢者の感染症として，呼吸器感染症，尿路感染症，皮膚感染症（褥瘡など）の3つが重要であり，特に肺炎による死亡者を年齢別に見ると，65歳以上の高齢者の占める割合は約95％ときわめて高い．
- 高齢者肺炎の多くは誤嚥性肺炎であり，その危険因子としてもっとも重要なものは脳血管障害，脳変性疾患，認知症などに併発しやすい不顕性誤嚥（silent aspiration）である．
- 高齢者肺炎の20～30％に咳，痰，発熱，呼吸困難などの典型的な症状を欠くケースがあり，診断および治療が遅れがちで注意が必要である．
- 高齢者の市中肺炎の起炎菌としては，肺炎球菌やインフルエンザ桿菌の分離頻度が高く，慢性閉塞性肺疾患などの呼吸器疾患を有する症例においては，緑膿菌，肺炎桿菌などのグラム陰性菌や黄色ブドウ球菌の分離頻度が高く，誤嚥性肺炎では嫌気性菌の関与も認められる．
- 抗菌薬の投与に際しては，高齢者は潜在性の腎機能障害を有しかつ低栄養状態による低アルブミン血症を有することも多く，薬物の血中濃度が上昇し副作用も出現しやすいので投与量に注意が必要である．

Key Words　高齢者肺炎，不顕性誤嚥，腎機能障害，抗菌薬，薬物血中濃度測定

　高齢者の感染症として呼吸器感染症，尿路感染症，皮膚感染症（褥瘡など）の3つが重要であり，これらのなかでも日常診療でもっとも遭遇する頻度が高いのは呼吸器感染症である．さらに，高齢者の呼吸器感染症のうちもっとも重要な疾患は肺炎である（図1）．肺炎は，抗菌薬の開発がめざましい今日においても，依然として日本での疾患別死亡率の第4位を占めている．平成19年の『国民衛生の動向』によると，わが国の平成17年の肺炎による死亡率は人口10万人あたり85人と高値で，ここ数年増加傾向にある[1]．また，肺炎による死亡者を年齢別に見ると，65歳以上の高

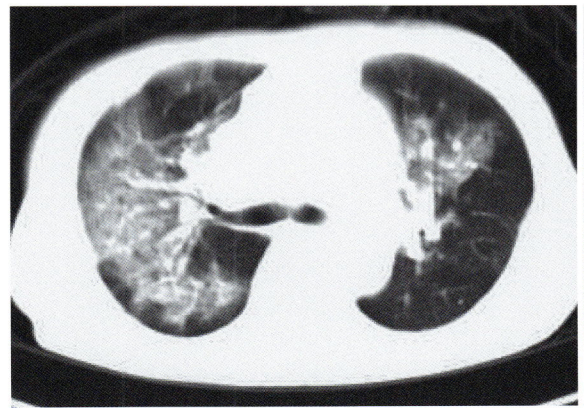

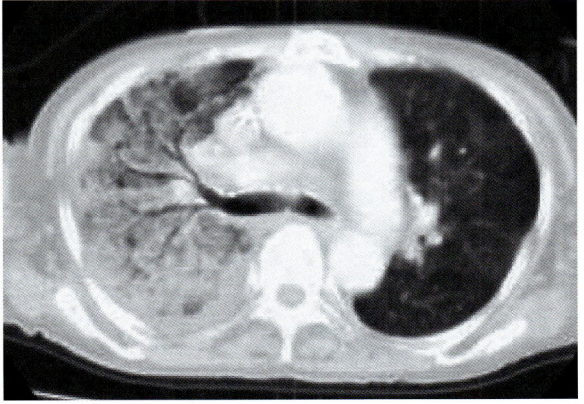

図1　高齢者重症肺炎の1症例
はじめS6に浸潤影を認め（左），その後急速に右肺全体に進展した（右）．人工呼吸管理および抗菌薬投与で救命し，現在外来通院中である．

*東北大学加齢医学研究所　加齢老年医学研究分野

表1 誤嚥性肺炎の危険因子

1. 脳疾患
   a）脳血管障害
   b）脳変性疾患
   c）認知症
2. 寝たきり高齢者
3. 口腔内不衛生
4. 胃食道逆流（Gastroesophageal Reflux）
5. 抗精神病薬の多剤使用
6. その他（アカラシア, 反回神経麻痺, イレウスなど）

齢者の全体に占める割合は約95％ときわめて高く，このことから肺炎に罹患して問題となるのは高齢者である．本稿では高齢者感染症の代表として肺炎をとりあげ，その特徴および治療における抗菌薬の使用法につき概説したい．

□ 高齢者肺炎の特徴

　高齢者の肺炎は，近年，尿路感染症や皮膚感染症同様に複雑化し難治例が増加しつつあるといわれる．その背景には高齢化社会を迎え，さまざまな基礎疾患を抱えた易感染状態の患者が増加している点や，加齢にともなう免疫能の低下によって弱毒性の病原微生物によっても肺炎を発症しうる点，抗菌薬の使用頻度の増加にともない薬剤に耐性を有する細菌［メチシリン耐性黄色ブドウ球菌（MRSA），ペニシリン耐性肺炎球菌（PRSP）］の関与などがあげられる．なかでも，高齢者が容易に重篤な肺炎を起こす宿主側の要因としてもっとも重要と考えられているのが，脳血管障害，脳変性疾患，認知症などに併発しやすい不顕性誤嚥（silent aspiration）である（**表1**）[2]．高齢者肺炎の多くは，口腔内雑菌を唾液とともに気管や肺に吸引し発症する（aspiration pneumonia）．一方，高齢者では，頻度はそれほど多くないが，食事中もしくは嘔吐時に周囲の者が明らかに気づくほどの顕性誤嚥（witnessed aspiration）を生じ，その後重篤な肺炎を起こすことがある（aspiration pneumonitis）．後者は，細菌性のこともあるが大多数は食物や胃液による化学性肺炎である．

□ 高齢者肺炎の臨床像

　高齢者肺炎の症状としては，成壮年者と同様に咳，痰，発熱，呼吸困難が見られるが，高齢者肺炎の20～30％に典型的な症状を欠くケースがあり注意が必要である．すなわち，いつもより元気がない，食欲低下，意識障害，不穏，せん妄，失禁などの非典型的症状で気づかれることもある．一言で高齢者肺炎と言っても，個々人の生活環境および日常生活動作（ADL）などによって起炎菌を含め発症要因が異なることが知られている．すなわち，市中肺炎（community-acquired pneumonia）では，検出頻度の多い順から肺炎球菌（20～30％），クラミジア（10％），マイコプラズマ（10％），インフルエンザ桿菌（5％），ウイルス（パラインフルエンザウイルス，RSウイルス，アデノウイルス，インフルエンザウイルス）（10％）が肺炎を惹き起こすといわれているが，近年，高齢者肺炎でのレジオネラの検出率が約10％に及ぶとの報告もある[3]．高齢者市中肺炎における危険因子としては，脳血管障害の合併，アルコール多飲，気管支喘息や肺気腫などの心肺疾患の合併，免疫抑制剤の使用などが重要である．一方，高齢者介護施設に入所中の高齢者の肺炎では，院内肺炎に近似しており，肺炎球菌，グラム陰性桿菌，MRSAを含む黄色ブドウ球菌などが起炎菌として検出頻度が高い．特に，高齢者長期介護施設内発症の重篤な誤嚥性肺炎の詳細な検討では，起炎菌としてグラム陰性腸内細菌（49％），*Prevotella*, *Fusobacterium*などの嫌気性菌（16％），黄色ブドウ球菌（12％）の順に分離頻度が高い．高齢者介護施設内発症肺炎では，特に典型的な症状が乏しく，ADLの低下および免疫能の低下に関連して予後が不良である．

□ 高齢者肺炎の治療

　症状が非定型的であることより，迅速な診断および治療が重要である．前述のように，市中肺炎か院内肺炎かにより起炎菌に相違があり，外来患者およびADLの軽度障害患者では，市中肺炎の起炎菌である肺炎球菌やインフルエンザ桿菌の分離頻度が高く，慢性閉塞性肺疾患などの種々の呼吸器疾患を有する症例においては，緑膿菌，肺炎桿菌などのグラム陰性菌や黄色ブドウ球菌の分離頻度が高く，誤嚥性肺炎では嫌気性菌も重要であ

表2 高齢者に対して有効であるが慎重な投与を必要とする抗菌薬のリスト

系統	薬物（一般名）	商品名	理由・おもな副作用	代替薬・効果が期待される他系統薬
アミノ配糖体	ストレプトマイシン		腎障害，第Ⅷ脳神経障害	減量または他の抗結核薬
	ゲンタマイシンなど	ゲンタシン®など		緑膿菌感染症には，カルバペネム，モノバクタム，抗緑膿菌性セフェム
	「付表1参照」			
グリコペプチド	塩酸バンコマイシン	塩酸バンコマイシン	腎障害，第Ⅷ脳神経障害，レッドマン症候群	MRSA感染症にはアルベカシン，リネゾリド，ST合剤，ミノマイシンなど．
	テイコプラニン	タゴシッド®		血中濃度モニタリング
フルオロキノロン	タリビッド®など		痙攣，ミオクローヌス	β-ラクタム薬
	「付表2参照」			
セフェム	セフォセリス	ウィンセフ®	アレルギー，偽膜性大腸炎	他のセフェム剤
カルバペネム	チエナマイシンなど	チエナム®など	痙攣，中枢神経障害	「付表3参照」
	「付表3参照」			
アムホテリシンB	アムホテリシンB	ファンギゾン®	腎障害	他の抗真菌薬

付表1：アミノ配糖体

一般名	商品名
アミカシン	ビクリン®
トブラマイシン	トブラシン®
ジベカシン	パニマイシン®
アルベカシン	ハベカシン®
ゲンタマイシン	ゲンタシン®
ミクロノマイシン	サガミシン®
イセパマイシン	イセパシン®
シソマイシン	シセプチン®
ネチルマイシン	ネチリン®

他にグラム陰性桿菌，緑膿菌に対する安全な抗菌薬が多数開発された今日，高齢者に対してこれらのアミノ配糖体が必要な事例は下に示すような場合のみであり，大幅に減少している．
・他剤の多くにアレルギー
・他剤の多くに耐性
・腸球菌性心内膜炎
・MRSA感染症に対するアルベカシン

付表3：カルバペネム

一般名	商品名
イミペネム・シラスタチン	チエナム®
パニペネム・ベタミプロン	カルベニン®
メロペネム	メロペン®
ビアペネム	オメガシン®

痙攣閾値の低下作用，抗痙攣薬の無効化作用はメロペネム，ビアペネムのほうが弱い．

付表2：フルオロキノロン

一般名	商品名
ノルフロキサシン	*バクシダール®
エノキサシン	*フルマーク®
オフロキサシン	*タリビッド®
ロメフロキサシン	ロメバクト®
フレロキサシン	メガロシン®
スパルフロキサシン	スパラ®
ガチフロキサシン	ガチフロ®
ナジフロキサシン	アクアチム®
レボフロキサシン	クラビット®
プルリフロキサシン	スオード®
シプロフロキサシン	シプロキサン®
パズフロキサシン	パズクロス

初期の3剤（*）は，消炎鎮痛薬との併用による痙攣・ミオクローヌスが問題にされ，以後に開発された薬剤ではこのような副作用は少ない．
薬剤により血中半減期はかなり異なり，注意を要する．
注射用製剤あり

（稲松孝思：高齢者の安全な薬物療法ガイドライン2005（感染症），日本老年医学会，メジカルビュー社，2005[4]より引用）

る点をふまえ empyric therapy を行い，後日，臨床効果および喀痰培養（感受性試験）の結果をふまえ適宜抗菌薬を選択する．その際に，おのおのの抗菌薬の PK (pharmacokinetics)–PD (pharmacodynamics) 特性を考慮し，一回投与量や投与間隔を決定することも重要である．また，抗菌薬の投与に際しては，高齢者は潜在性の腎機能障害を有しかつ低栄養状態による低アルブミン血症を有することも多く，薬物の血中濃度が上昇し副作用も出現しやすいので投与量に注意が必要である（表2）[4]．具体的には，抗菌薬の投与量はそれぞれの高齢患者の年齢，体重，クレアチニンクリアランス値に応じて調節するが，概ね65歳から75歳までは成人量の3/4を，75歳以上は1/2を投与量の目安とする．一方，抗菌薬によっては血中濃度の測定が可能なものがあり，特に腎機能障害を有する高齢患者では積極的なモニタリングが推奨される．たとえば，抗MRSA薬である塩酸バンコマイシン，アルベカシン（ハベカシン®），テイコプラニン（タゴシッド®）については，保険診療での血中濃度測定が認められており積極的な活用が望ましい．いずれにせよ，高齢者に抗菌薬を投与する際は，効果判定とともに副作用発現の有無について慎重に観察する必要がある（表2）．

もし，通常の抗菌薬に反応しない場合は結核および非結核性抗酸菌症も考え，喀痰の抗酸菌塗抹および培養検査に加えPCR法を用いた検索も積極的に行うべきである．また，宿主が免疫不全状態にある場合は，MRSA，真菌，サイトメガロウイルス，ニューモシスチス・カリニなどの日和見感染を考え，適切な検査および治療を追加する．さらに，高齢者肺炎の治療では，適切な補液などの全身管理も重要である．高齢者では，水バランスが崩れやすく，肺炎と思われていた異常陰影がじつは心不全による肺うっ血であったり，背後の胸水であることが日常しばしば経験される．日々の補液のインとアウトのバランスのチェックがきわめて重要である．

文 献

1) 国民衛生の動向2007年版，厚生統計協会，pp. 51–52, 2007
2) Kikuchi R, Watabe N, Konno T, et al：High incidence of silent aspiration in elderly patients with community-acquired pneumonia. Am J Respir Crit Care Med **150**：251–253, 1994
3) Marik PE：Aspiration pneumonitis and aspiration pneumonia. N Engl J Med **344**：665–671, 2001
4) 稲松孝思：高齢者の安全な薬物療法ガイドライン2005（感染症），日本老年医学会，メジカルビュー社，2005

Ⅲ. 抗菌薬治療の実際

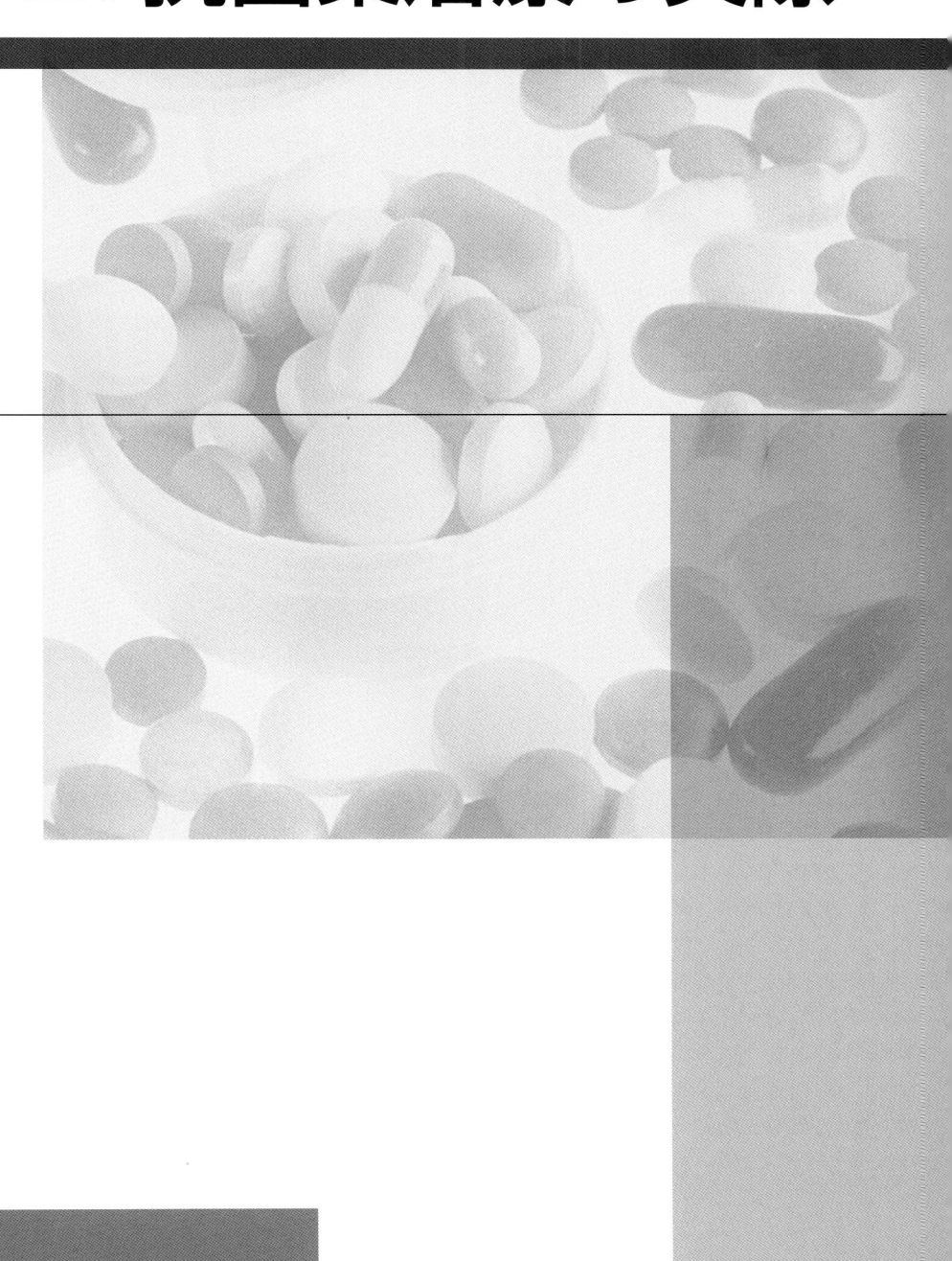

■ 抗菌薬治療の実際

1. かぜに抗菌薬を使うのか？ 使わないのか？
――小児

吉田　均[1,6]　深澤　満[2,6]　草刈　章[3,6]　武内　一[4,6]　西村龍夫[5,6]

- かぜに抗菌薬は不要である．
- 抗菌薬には症状の軽減効果も合併症の予防効果もない．
- かぜにまぎれ込む重症感染症や合併症に対しては wait and see approach で対応する．
- 安易に抗菌薬を投与すれば耐性菌を誘導し，重症疾患の症状をマスクし，診断を遅らせ，予後を悪くするであろう．

Key Words　かぜ，抗菌薬，耐性菌，髄膜炎，wait and see approach

　かぜは鼻汁や鼻閉を主症状とする全身状態のよい急性ウイルス疾患で，付随する症状として咽頭痛や咳嗽，発熱がある．原因病原体はライノウイルス，コロナウイルス，RSウイルス，インフルエンザウイルス，アデノウイルス，エンテロウイルス，ヒューマンメタニューモウイルスなどのウイルスであり，抗菌薬の効果はない．

　しかし，実際には細菌による二次感染を起こさないか，重症細菌感染症のはじまりではないかといった危惧から抗菌薬が多用されており，そのため本邦では細菌の耐性化が極度に進んでいる．抗菌薬の適正な使用が望まれるところである．近年，検査機器の発達により，外来診療においても血液検査が容易になり，各種ウイルス感染症も免疫学的診断法（迅速検査）で診断できるようになった．それに加え，わが国の医療機関へのアクセスの容易さを考慮すれば，抗菌薬に依存しなくても患児に不利益を与えない医療は十分に可能と思われる．

　かぜに抗菌薬を投与しても効果が期待できないことは，これまでに多くの臨床研究で証明されている．Todd らは小児を対象に膿性鼻汁に抗菌薬の効果があるかランダム化比較試験を行ったが，抗菌薬群とプラセボ群で差がなかった[1]．また，Morris らは6つのランダム化比較試験のメタアナリシスを行ったが，かぜ症状の軽減効果はなく，抗菌薬投与の意義を見いだせなかった[2]．Wald らが行ったかぜの自然歴調査では，抗菌薬を投与しなくても 10～14 日までにほとんどが治癒または軽快していた[3]．

　さらに，抗菌薬はかぜの合併症を予防することはできない．Townsend は小児 845 例に対して抗菌薬の合併症予防効果に関するランダム化比較試験が行ったが，通常量投与，1/4量投与，非投与で扁桃炎，中耳炎，肺炎の合併の頻度に差がなく，抗菌薬に予防効果は認められなかった[4]．Dowell らは9つのランダム化比較試験を検討し，抗菌薬が鼻汁などの経過だけでなく中耳炎や肺炎などの合併頻度も変えないことを確認した[5]．このように，抗菌薬がかぜの原因となるウイルスに効果がないのは当然だが，症状を軽減する効果もなく，また中耳炎や副鼻腔炎，扁桃炎，肺炎などの合併症の予防効果もなかった．

　実際にかぜ診療において抗菌薬が必要となることは少ない．経過中に中耳炎，副鼻腔炎，扁桃炎などを合併することがあっても，その大部分は抗菌薬を投与しなくても治癒する[6]．気管支炎症状がある場合，肺炎マイコプラズマや肺炎クラミジアなどの非定型病原体の可能性を考え，抗菌薬が早期から処方されることも多い．しかし，咳が10日以上長引くか，肺炎を併発しない限り抗菌

[1] よしだ小児科クリニック　[2] ふかざわ小児科　[3] くさかり小児科　[4] 耳原総合病院小児科　[5] にしむら小児科
[6] 抗菌薬適正使用ワーキンググループ

薬の必要はないとされている[7]．現在，マクロライド耐性マイコプラズマの増加が危惧されており，安易な使用は避けるべきである．細菌性肺炎を合併すれば抗菌薬を投与すべきだが，新生児や重篤な基礎疾患のある患者を除き，肺炎は診断してから治療を開始するのが原則である．早期から抗菌薬を投与していた場合，起炎菌は耐性菌である確率が高くなり，治療がより困難になることを知っておくべきであろう[8]．

かぜと似た症状で，日常診療で抗菌薬を投与すべき疾患に溶連菌感染症がある．強い咽頭痛や，軟口蓋の発赤や出血斑，イチゴ舌，全身の特徴的な発疹などで診断する．診断に迷う場合には迅速検査で確認する．治療は狭域ペニシリンであるバイシリンG®が第一選択薬である．三種混合ワクチンの未接種患者では百日咳に注意が必要である．笛声をともなった発作性の咳が特徴で，通常発熱せず肺雑音はない．血液検査ではリンパ球優位の白血球増多を認める．年長児ではワクチン接種済みであっても当疾患は否定できない．しかも症状も血液データも非特異的なことが多く，診断には抗体検査が必要である．治療はマクロライド系抗菌薬を用いる[6]．

高熱で他に症状に乏しい場合には尿路感染症やocculat bacteremiaを鑑別する必要がある．尿路感染症の診断は検尿と細菌の定量培養によって行う．尿の採取はカテーテル採尿が望ましい．Occult bacteremiaは発熱を主症状とする疾患で，時に感冒症状や中耳炎をともなうが，明らかな肺炎や髄膜炎などをともなわないものと定義されている[6,9]．起炎菌の多くは肺炎球菌とインフルエンザ菌b型である．この疾患は重症細菌感染症のなかで比較的頻度が高く，しかも細菌性髄膜炎などのより重篤な感染症を続発することがあり，小児の外来診療でもっとも重要な病気の一つである．フォーカス不明の発熱患者で，年齢が低いほど，そして体温，白血球数，好中球数，CRP値が高いほどその可能性が高くなる．このリスク評価を適切に行い，危険度の高い患者に限定して抗菌薬を投与すべきである．その場合，静脈内投与が推奨される．

その他の重症細菌感染症の見落としを避けるためには，元気があるか，穏やかな表情か，笑顔があるか，会話はできるか，遊べるか，などの全身状態を継時的に把握し，必要な検査を遅れることなく実施することが大切である．細菌性髄膜炎は診断が難しく[10]，またその予後の悪さから訴訟リスクが高いため，見落としを恐れて経口抗菌薬が投与されることも多い．しかし，それが逆に髄膜炎の診断を遅らせ，難聴や神経系の後遺症など予後を悪くするという報告がある[11]．また，日ごろから抗菌薬を服用していた患者では，後日髄膜炎になった場合はその起炎菌は耐性菌である可能性が高くなり，治療に難渋する[8]．

かぜに抗菌薬の効果はなく，細菌の二次感染の予防効果もない．かぜにまぎれ込む重症感染症に対峙するには安易な抗菌薬投与は控え，リスク評価と wait and see approach（慎重な経過観察）で対処することが大切である．抗菌薬を投与すれば耐性菌を誘導し，病状をマスクし，診断を遅らせ，予後を悪くするであろう．

文　献

1) Todd JK, Todd N, Damato J, et al：Bacteriology and treatment of purulent nasopharyngitis：a double blind, placebo-controlled evaluation. Pediatr Infect Dis **3**：226-232, 1984
2) Morris P, Leach A：Antibiotics for persistent nasal discharge (rhinosinusitis) in children (Cochrane Review). Cochrane Database Syst Rev 4：CD001094, 2002
3) Wald ER, Guerra N, Byers C：Upper respiratory tract infections in young children：duration of and frequency of complications. Pediatrics **87**：129-133, 1991
4) Townsend EH Jr：Chemophylaxis during respiratory infections in a private pediatric practice. Am J Dis Child **99**：566-573, 1960
5) Dowell SF, Schwartz B, Phillips WR：Appropriate use of antibiotics for URIs in children：Part Ⅱ. Cough, pharyngitis and the common cold. Am Family Physician **58**：1335-1342, 1998
6) 草刈　章，武内　一，西村龍夫，他：小児上気道炎および関連疾患に対する抗菌薬使用ガイドライン―私たちの提案．外来小児科 **8**：146-173，2005
http://www004.upp.so-net.ne.jp/ped-GL/GL1.htm
7) O'Brien KL, Dowell SF, Schwartz B, et al：Cough illness/bronchitis-principles of judicious use of antimicrobial agents. Pediatrics **101**(suppl)：178-181, 1998
8) Nava JM, Bella F, Garau J, et al：Predictive factors for invasive disease due to penicillin-resistant *Streptococcus*

pneumoniae：a population-based study. Clin Infect Dis **19**：884-890, 1994
9) 西村龍夫, 吉田　均, 深澤　満：小児科開業医で経験した occult bacteremia 23 例の臨床的検討. 日本小児科学会雑誌 **109**：623-629, 2005
10) 武内　一, 深澤　満：インフルエンザ菌・肺炎球菌髄膜炎の早期スクリーニングの可能性. 日本小児科学会雑誌 **110**：1401-1408, 2006
11) Kaplan SL, Smith EO, Wills C, et al：Association between preadmission oral antibiotic therapy and cerebrospinal fluid findings and sequelae caused by *Haemophilus influenzae* type b meningitis. Pediatr Infect Dis **5**：626-632, 1986

■ 抗菌薬治療の実際

2．かぜに抗菌薬を使うのか？ 使わないのか？
──成人・高齢者

青島　正大[*]　青柳　佳樹[*]

- かぜ症候群で抗菌薬投与の適応となるのはA群β溶連菌による急性咽頭炎，肺炎マイコプラズマや肺炎クラミジアによる急性気管支炎，そのほか細菌感染の徴候を認める例であり，大部分はウイルスによるため，抗菌薬投与の適応ではない．
- 膿性の鼻汁はただちに細菌感染を示唆する所見ではなく，抗菌薬の適応を示す所見でもない．
- 医師は"抗菌薬は解熱薬ではない"ことを認識し，患者にきちんと説明する姿勢が必要である．

Key Words　かぜ症候群，A群β溶連菌，肺炎マイコプラズマ，肺炎クラミジア，EBウイルス

□ かぜ症候群の原因微生物

かぜ症候群は，鼻腔から喉頭までの上気道に起こった非特異的カタル性炎症であり，もっとも頻度の高い呼吸器感染症と日本呼吸器学会の気道感染症の診療ガイドラインに定義されている[1]．しかし日常診療では，日本内科学会認定内科専門医医療標準化ワーキンググループからの提唱のように，非特異的上気道炎のほか，急性鼻・副鼻腔炎，急性咽頭炎，急性気管支炎を含む概念が一般的である[2]．

1．非特異的急性上気道炎

普通感冒，いわゆる「かぜ」を意味する．原因の約80%はライノウイルス，コロナウイルス，RSウイルス，インフルエンザウイルス，パラインフルエンザウイルスなどのウイルスである．咳，鼻汁，咽頭痛などの症状を呈し，しばしば膿性鼻汁を示すが，膿性であることがただちに細菌感染を示すわけではない[3]．

2．急性鼻炎・副鼻腔炎

ほとんどがウイルスによる．膿性鼻汁がただちに細菌感染を示唆するものでないことは前述の通りだが，片側の頬部痛・腫脹が7日以上持続する場合には細菌感染を疑うべきである[4]．

3．急性咽頭炎

ライノウイルスやコロナウイルスが原因となることが多いが，その他アデノウイルスやEBウイルス，A群β溶連菌が重要である．A群β溶連菌感染は小児に多いが，急性咽頭炎では咳，咽頭発赤，咽頭痛，嗄声，発熱を呈し，高熱をともなうことも少なくない．白苔をともなう扁桃の腫脹を認め，しばしば皮疹をともなう．咽頭ぬぐい液の抗原の迅速診断が可能である．A群β溶連菌感染と鑑別を要するものとして，EBウイルスおよびアデノウイルスによる急性感染があり，類似の症状・咽頭所見を呈する．アデノウイルスやEBウイルス感染は小児から若年成人に多い．EBウイルス感染は血清診断が主体で，VCA IgG陽性でEBNA抗体陰性の場合に急性感染，両者が陽性の場合は既感染，両者が陰性の場合は未感染と診断する．末梢血への異型リンパ球の出現や血清トランスアミナーゼ上昇も診断の手助けとなる．A群β溶連菌感染とEBウイルス感染・アデノウイルス感染の鑑別が必要である理由として後二者では抗菌薬の適応がないことと，EBウイルス感染ではA群β溶連菌感染に対して使用されるペニシリン系抗菌薬により皮疹が出現しやすいためである．

4．急性気管支炎

下気道に病変がないか，あってもきわめて軽微な例における気管・気管支の急性の炎症で，多くは病原微生物の感染によるが，感染以外では寒冷やガス吸入なども原因となることがある．病原微

[*]石心会　狭山病院　呼吸器内科

生物としてはウイルスによる上気道感染が下気道に波及したもののほかに，肺炎マイコプラズマや肺炎クラミジアなどが知られている．本症は咳が主体であり，感染症としての位置づけよりもむしろ急性の咳の鑑別診断として重要である．

肺炎マイコプラズマは，感染例のうち発症するのは25％程度で，15％がかぜ症候群，10％が下気道感染症を発症するとされ，肺炎クラミジアはかぜ症候群の2％，気管支炎の5～7％，市中肺炎の6～12％の病因とされている[5]．

□ 抗菌薬が適応となるかぜ症候群

ウイルスによる普通感冒では抗菌薬の適応はない．抗菌薬の適応となるかぜ症候群は，前述のA群β溶連菌による急性咽頭炎，肺炎マイコプラズマ，肺炎クラミジアによる気管支炎など細菌感染症に限定される．しかし，実際には日常診療においてウイルスによるとわかっていても抗菌薬が処方されているという実態がある．中浜らによると，日本のプライマリケア医508人を対象としたアンケートで，60％以上の医師が上気道炎の患者の半数以上に抗菌薬を処方している実態が報告されている[6]．その理由としてもっとも多かったのは二次的な細菌感染の予防であり，約半数にのぼっているが，先に述べたように膿性鼻汁の存在は細菌感染の合併を示すものではない．かぜ症候群と急性鼻炎を対象とした抗菌薬投与の有症状期間への影響に関するメタアナリシスでは，プラセボとの間に差がないこと（RR 0.89, 95％ CI 0.77～1.04）が示され，抗菌薬投与を受けた場合には副反応の危険性が高まることも指摘されており（RR 2.26, 95％ CI 1.32～5.18）[7]，健康成人では細菌性二次感染が生じてから抗菌薬投与を考慮すれば十分と考えられている．A群β溶連菌感染症では第1選択薬はペニシリン系抗菌薬（amoxicillin 750 mg 分3 経口など）だが，ペニシリンアレルギーを有する場合にはマクロライド系抗菌薬（clarithromycin 400 mg 分2 経口など）を選択する．明確な投与期間の設定はなく，3日間程度が目安となる[8]．すなわち，治療開始後3日間程度で経過をフォローすることが望ましい．

かぜの診療に当たる医師は「細菌感染の予防のために，念のため」という姿勢を捨てるべきである．抗菌薬に解熱薬としての効果を期待している医師も患者もいまだに多い．抗菌薬は解熱薬ではないことを認識し，初診時に細菌感染の徴候を持たないかぜ症候群の患者に対しては，安易な抗菌薬の処方は控え，再診時に細菌感染の合併の徴候がないかをチェックし，抗菌薬の必要性を再検討するという姿勢を持ちたい．その際には細菌感染ではないかぜ症候群は抗菌薬の適応でないことをきちんと患者に説明できるようにしておくことが必要である．

文　献

1) 日本呼吸器学会呼吸器感染症に関するガイドライン作成委員会（編）：日本呼吸器学会「呼吸器感染症に関するガイドライン」．成人気道感染症診療の基本的考え方．日本呼吸器学会，東京，2003
2) 松村榮久，木野昌也，天野利男，他：風邪症候群（急性呼吸器感染症）─用語の統一と抗菌薬の適正使用のために─．内科専門医会誌 15：217-221, 2003
3) Gonzales R, Bartlett JG, Besser RE, et al：Principles of appropriate antibiotic use for treatment of nonspecific upper respiratory tract infections in adults. Background. Ann Intern Med 134：490-494, 2001
4) Hicker JM, Bartlett JG, Besser RE：Principles of appropriate antibiotic use for treatment of nonspecific upper respiratory tract infections in adults. Background. Ann Intern Med 134：498-505, 2001
5) Gwaltney Jr M：Upper respiratory infection. Ed Mandel GL et al. Principles and Practice of Infectious Disease, 4th ed, Churchill Livingstone, New York, 1995
6) 中浜　力：かぜ症候群に対して盲目的に抗菌薬を投与してはいけない！　治療増刊号 85：1070-1072, 2003
7) Arroll B, Kennealy T：Antibiotics for the common cold and acute purulent rhinitis. Cochrane Database Syst Rev 2005：CD000247
8) 二木芳人：（内科系感染症）呼吸器感染症─気道感染症．抗菌薬使用のガイドライン（日本感染症学会日本化学療法学会，編）．協和企画，東京，2005

■ 抗菌薬治療の実際

3．抗菌薬開始のポイントは何か？

中村　匡宏[*]

- 発熱や炎症反応は必ずしも感染症を意味するわけではない．
- 念のために開始する抗菌薬にはデメリットもある．
- 緊急性がない場合はまず感染症かどうか考え，感染症であった場合は次に抗菌薬が有効な疾患であるかを考える．
- 抗菌薬が必要かどうかは臓器別に考える．

Key Words 　抗菌薬，耐性菌，診断，炎症反応，感染臓器

□ なぜ抗菌薬は必要以上に投与されやすいか

　抗核抗体が陽性というだけでステロイドを投与したり，腫瘍マーカーが高いというだけで抗癌剤を投与したりすることは通常ない．しかし，抗菌薬は単に発熱があるから，CRPが高いからという理由だけで投与されることがある．なぜ抗菌薬は明確な根拠がないままに投与されやすいのか．おそらく，次のように考えられているためと思われる．
- 感染症が悪性腫瘍や膠原病に比べると進行が早い．
- 抗菌薬の適応となる感染症かどうかの鑑別が難しい．
- 抗菌薬は抗癌剤やステロイドに比べると安全である．

□ 抗菌薬の適応を考える

　感染症は急激に進行し，最悪の場合は1日で死に至ることもある．場合によっては確定診断がなくても抗菌薬を投与しなければならないこともある．また感染症かどうかの診断は難しいこともあるし，感染症であってもウイルス感染症なのか細菌性感染症なのかは必ずしも明確に区別できない．
　しかし，実際に抗菌薬の投与が一刻も待てない状況というのは少ないし，抗菌薬投与はメリットばかりではない．抗菌薬の投与が一刻も待てない状況でなければ，まず感染症かどうかを考え，感染症であった場合つぎに抗菌薬が有効な病原体または疾患であるかどうかを考える．この時に感染臓器を特定することが抗菌薬開始の決定に役立つ．

□ 抗菌薬投与のデメリット

　抗菌薬には当然副作用があるしコストも発生する．しかし，不必要な抗菌薬のデメリットは単に副作用や経済的負担になるということだけではない．抗菌薬特有の問題として耐性菌の出現がある．抗菌薬の使用量が多いほど耐性菌は出現しやすい．抗菌薬の適応でない疾患に抗菌薬を使用すれば，効果が得られないだけでなく，耐性菌を誘導したり病原菌の生存に有利な環境を作り出したりすることになる．
　耐性菌が出現するだけでなく安易な抗菌薬の投与は正確な診断の妨げにもなる．非感染性の疾患で自然に解熱したとしても抗菌薬が投与されていれば自然経過なのかどうかがわからなくなる．また培養検査の偽陰性の原因にもなる．抗菌薬による薬剤熱のため熱が続くこともある．原因不明の発熱に対して安易に抗菌薬を投与すれば，余分な修飾が加わることによって病態を複雑にし，正確な診断が困難になることもある．安易な抗菌薬投与が感染性心内膜炎や結核の診断を遅らせることもある．

[*]大阪市立総合医療センター　感染症センター

すぐに経験的治療を開始すべき状況

　通常は発熱や炎症反応の上昇があっても，明確な感染臓器がなく，呼吸・循環動態が安定していれば，すぐに抗菌薬を開始する必要はないが，状況によってはすぐに経験的治療を開始しなければならないこともある．

　好中球減少者は菌血症を発症しやすく抗菌薬投与の遅れが致命的になることもあるので，たとえ発熱のみで他のバイタルが安定していて感染源が明らかでなくてもすぐに広域スペクトラムの抗菌薬を最大量で投与する．また臨床的に敗血症が疑われる場合も抗菌薬開始の適応となる．原因不明の意識障害，血圧低下，呼吸不全，代謝性アシドーシス，呼吸性アルカローシス，血球減少，凝固能の異常などは敗血症や重症感染症を示唆する所見であり，他に病態を説明できる疾患がなく感染症の可能性が考えられる場合は経験的に抗菌薬を投与してもよい．また細菌性髄膜炎はわずかな治療の遅れであっても予後を悪化させる可能性があるため重症例では腰椎穿刺や頭部CTの前に抗菌薬を開始すべきである．

感染症かどうかを考える

　待てない状況でなければまずは感染症かどうかを考える．発熱や炎症反応の上昇は感染症を疑うきっかけにはなるが感染症以外の疾患でもみられる．膠原病，悪性腫瘍，外傷，手術，塞栓症などによっても発熱や炎症反応の上昇はみられる．まずは感染性疾患なのか非感染性疾患なのかを区別する．

抗菌薬が有効かどうかを考える

　仮に感染症であってもすべての感染症が抗菌薬の適応になるわけではない．ウイルス感染症に対しては基本的には抗菌薬は無効であるし，細菌感染症であっても自然治癒する疾患もあり，抗菌薬が経過に大きな影響を与えない場合もある．急性気管支炎，副鼻腔炎，中耳炎に対する抗菌薬のメリットは少ないし，軽症の感染性腸炎に対する抗菌薬のメリットも少なくサルモネラに対しては逆に保菌の期間が延長し再発率が高くなりデメリットもある．

炎症反応は感染症の診断に有用か

　抗菌薬の適応を決める際にCRPなどの炎症マーカーが判断基準にされることがある．しかしCRPは非特異的なマーカーであり，非感染性疾患やウイルス感染症でも上昇する．メタアナリシスによればCRPの細菌感染症に対する感度，特異度は75%，67%であり十分とは言えない[1]．最近ではプロカルシトニンが敗血症のマーカーとして注目されているが，同じメタアナリシスでプロカルシトニンの感度，特異度は88%，81%であった[1]．さらに別のメタアナリシスでは敗血症に対する感度，特異度は共に71%であったという報告もあり[2]，まったく無意味ではないが判断材料の一つであり単独では診断できない．

感染臓器を特定する

　病原微生物はどの臓器にも感染できるわけではなく，病原体ごとに臓器特異性がある．感染臓器を特定できればある程度病原体を推定できる．また疾患ごとの抗菌薬の有効性については臨床研究によって検証されているので，どの臓器の障害かがわかれば病原体や抗菌薬の効果を予測することができる．

　発熱と咳嗽の症状がある患者に対する抗菌薬の適応を考える際に気管支炎か肺炎かの鑑別は重要である．気管支炎であれば基本的には抗菌薬の適応はないし肺炎であれば適応である．ただし，同じ臓器の感染症であっても免疫不全の有無や基礎疾患によっても変わってくるので患者背景を考慮する必要はある．

いつ抗菌薬を開始するか

- 好中球減少者の発熱，敗血症，髄膜炎などの緊急性を要する疾患の場合はすぐに抗菌薬を開始する．
- 緊急性がない場合は障害されている臓器を特定し，患者背景や臨床状況を加味し感染症でかつ抗菌薬の効果が期待できる疾患に抗菌薬を開始する．

文　献

1) Simon L, Gauvin F, Amre DK et al：Serum procalcitonin

and C-reactive protein levels as markers of bacterial infection: A systematic review and meta-analysis. Clin Infect Dis **39**: 206-217, 2004

2) Tang BMP, Eslick GD, Craig JC, et al: Accuracy of procalcitonin for sepsis diagnosis in critically ill patients: systematic review and meta-analysis. Lancet Infect Dis **7**: 210-217, 2007

抗菌薬治療の実際

4．抗MRSA薬の使用を決めるポイント

三木　誠*

- 黄色ブドウ球菌は体表面に常在するグラム陽性球菌である．
- MRSAはメチシリンだけでなく多くの抗菌薬に対する耐性を獲得しているため，治療には抗MRSA薬（バンコマイシン，テイコプラニン，アルベカシン，リネゾリド）を用いる．
- 血液，腹水，胸水，髄液など，本来無菌的であるべき部位からの臨床検体でMRSAが検出された場合には，即時に抗MRSA薬の投与を開始する．
- 喀痰，膿，尿，便などからMRSAが培養された場合には，単なる保菌状態（定着）の可能性がある．炎症所見（症状，白血球数，CRP），菌量，患者状態（血清蛋白，アルブミン）などから総合的に判断し，抗MRSA薬の使用を決定する．
- 保菌状態に対して抗MRSA薬を用いても完全に除菌することは難しく，抗菌薬適正使用の観点から投与してはならない．

Key Words　MRSA，保菌（定着），感染症，リスクファクター

黄色ブドウ球菌（*Staphylococcus aureus*）は，皮膚，消化管内などの体表面に常在するグラム陽性球菌である．通常は無害であるが，宿主の抵抗力の低下した際に日和見感染症（Opportunistic infection）として発症する．皮膚の切創や刺創などに伴う皮膚軟部組織感染症（膿痂疹，毛嚢炎，癤，癰，蜂巣炎など）から，肺炎，腹膜炎，敗血症，髄膜炎などに至るまでさまざまな重症感染症の原因となりうる．一部のブドウ球菌は，エンテロトキシンやTSST-1などの毒素を産生するため，日和見感染症ではなく，食中毒や腸炎，トキシックショック症候群などを発症する[1]．

メチシリン耐性黄色ブドウ球菌（methicillin-resistant *Staphylococcus aureus*：MRSA）は，ペニシリン耐性黄色ブドウ球菌に有効な狭域β-ラクタム薬であるメチシリンに対する耐性を獲得した黄色ブドウ球菌である．しかし，現在ではメチシリンだけでなく，ほとんどすべてのβ-ラクタム系薬，ニューキノロン系薬，マクロライド系薬，アミノグリコシド系薬などに対する高度耐性化が完成しており，治療には後述する抗MRSA薬を用いる必要がある[2]．本邦では，1980年代出現当時の分離率は1割以下であったが，現在では分離培養される黄色ブドウ球菌の6割前後まで増加しており，臨床現場において常にサーベイランスしていなければならない耐性菌である．

□ 定着（保菌）と感染

感染infectionとは病原微生物の体内への侵入と，微生物およびその毒素に対する組織反応である．微生物の侵入のみでは感染とは言わず，病原体がある程度増殖して宿主の免疫系がこれに反応し，生体に悪影響を及ぼして初めて感染症が成立する．

MRSAは，健常者の皮膚，口腔，消化管内などに常在菌として定着colonizationしていても，通常は感染症を惹起せず無症状である．しかし，術後や免疫抑制状態にある患者では，皮膚軟部組織感染症，肺炎などの呼吸器感染症，肝・胆道系感染症，腹膜炎，腎盂腎炎，複雑性尿路感染症，扁桃炎，中耳炎，副鼻腔炎，敗血症，髄膜炎などさまざまな重症感染症の原因となる．

抗MRSA薬使用については，他菌でなく本当にMRSAによる"感染"か，単なる"定着"

*仙台赤十字病院

① MRSAが検出された場合		
	☐ 通常無菌の部位から検出（血液・胸水・髄液・血管内留置カテ・関節液・骨組織）	治療を開始
	☐ 定着か感染か不明	②を参考に治療を決定
② 検出されたMRSAが定着か感染かの区別（喀痰，尿，便，皮膚（膿），カテ先）		
肺炎	☐ 発熱，咳などの臨床症状がある	左チェック項目を参考に決定する
	☐ 画像で肺炎の存在を確認	
	☐ 白血球数・CRPなど炎症反応が陽性	
	☐ 膿性喀痰，グラム染色で貪食像がある	
	☐ 喀痰中にMRSAが 10^{6-7} CFU/ml 以上存在する	
尿路感染症	☐ 発熱などの臨床症状がある	左チェック項目を参考に決定する
	☐ 膿尿の存在	
	☐ 尿中MRSAが 10^4 CFU/ml 以上存在する	
	☐ 白血球数・CRPなど炎症反応が陽性	
腸炎	☐ 発熱，下痢などの臨床症状がある	左チェック項目を参考に決定する
	☐ 白血球数・CRPなど炎症反応が陽性	
皮膚潰瘍，外傷・熱傷，手術創二次感染，皮膚軟部組織感染症	☐ 発熱，発赤・腫脹・熱感などの臨床症状がある	左チェック項目を参考に決定する
	☐ 白血球数・CRPなど炎症反応が陽性	

チェック項目が多いほど可能性は高くなるが，臨床経過やその他の臨床症状を参考にする

図1　MRSA感染症チェックリスト
（日本感染症学会/日本化学療法学会：抗MRSA薬使用の手引き，pp.1-16，協和企画，東京，2007[3]より引用）

（保菌）かを鑑別して決定しなければならない．すなわち，血液，腹水，胸水，心嚢液，髄液，骨髄など，本来無菌的であるべき臨床検体から検出された場合にはただちに"感染症"と診断し，積極的に抗MRSA薬を投与開始すべきである．これに対して，喀痰，膿，尿，便など，体表面から連続しているため"定着"の可能性のある部位から得られた検体での培養陽性所見は，MRSAが原因菌か否かの判断が困難な場合が多く，"抗MRSA薬使用の手引き"[3]のチェックリスト（**図1**）を参考にする．

尿や痰では菌量が多いことを反映し，外見が膿性となる．定量培養では，尿中ならMRSAが 10^4 CFU/ml 以上，喀痰中ならば 10^{6-7} CFU/ml 以上存在することが目安となる．しかし，これらのチェック項目のうち，いくつあてはまれば感染症と判断してよいかは明記されておらず，臨床的に総合的に判断せねばならない．

□ **MRSA感染症が発症しやすい病態**
〜保菌から感染へのシフト〜

MRSAの定着（保菌）は，高齢者・新生児，長期臥床，免疫力低下，口腔内衛生悪化，基礎疾患（呼吸器）によって成立する[4]．最大の要素は抗菌薬投与の既往であり，抗菌薬によりMRSA以外の菌が死滅して，MRSAが増殖しやすい環境となる．さらに，嚥下障害・誤嚥・咳反射悪化・喀痰喀出遅延，ステロイド・免疫抑制剤・癌化学療法などによる白血球（顆粒球）減少，血清蛋白低下，アルブミン低下，免疫グロブリン低下などのリスクファクターが増えるにつれて，保菌状態から感染へと進展する[5〜7]．**図2**に各種リスクファクターと保菌状態からMRSA感染症に至るシェーマを示した．保菌状態では，常に監視培養や各種パラメーターによる経過観察を怠らず，感染症を示唆する所見を総合的に判定し，抗MRSA薬の開始を検討する[4]．

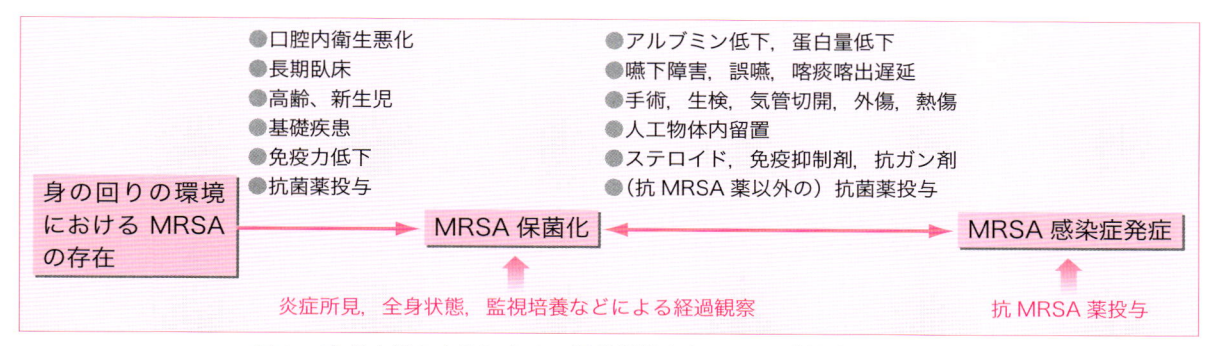

図2 患者病態の変化による，保菌状態からMRSA感染症へのシフト
（三木　誠：感染と抗菌薬10：215-222，2007[4]より引用）

　臨床現場でもっとも頻度の高いMRSA感染症であるMRSA肺炎を例に解説すると，診断には喀痰の性状が重要で，膿性で10^6 CFU/ml以上の菌量であることを必要条件とし，10^7以上であればMRSA感染症の確率はさらに上昇する[8]．MRSAが検出されていても，他の菌が起炎菌である場合もあり，鑑別を要する．宿主の全身状態の判定では，血清蛋白量6.0 g/dl，アルブミン3.0 g/dl以下になっていれば，感染症が発症しやすいと判断する[8]．

　当院では，これらの基準に照らし合わせ，特に発熱や局所の感染徴候を重視して，定着か感染かの鑑別を判定している．

□ 抗MRSA薬の選択と使用方法

　本邦では抗MRSA薬として4薬剤（バンコマイシン［VCM］，テイコプラニン［TEIC］，アルベカシン［ABK］，リネゾリド［LZD］）が使用可能であり，PK-PD理論に従い投与する．また，副作用に留意する必要がある．使用した抗MRSA薬の有効性ならびに安全性を確認するために血中濃度の測定が可能なグリコペプチド系薬剤（VCM，TEIC），アミノグリコシド系薬剤（ABK）では治療薬物モニタリング（Therapeutic Drug Monitoring：TDM）を実施し，至適投与量を確認する．当院では，投与開始前に薬剤師が，年齢，体重，性別，血清クレアチニン値などから，初期投与量・投与間隔を決定し，3～4日後に採血して，TDMを実施している．

　VCMは，抗MRSA薬としてはもっとも使用経験が多く，当院でも約65%の症例に用いられている．副作用としては腎障害，第8脳神経障害（眩暈，耳なり，聴力低下等），Red neck（red man）症候群などがあげられる．TDMにおける有効域は，ピーク値25～40 μg/ml，トラフ値10 μg/ml未満である．

　TEICの副作用は，VCMとほぼ同様であるが，腎障害はVCMより少ないとの報告もあり，当院では約25%の症例に用いられている．TDMにおける有効域は，トラフ値5～10 μg/mlとされていたが，10～15 μg/ml以上必要との報告があり，著者も後者を用いている．

　ABKは，保険適応上は抗MRSA薬となっているがアミカシンと類似の抗菌活性を示し，グラム陰性菌にも抗菌活性を有する．胸水，腹水，心嚢液，滑膜液への移行良好であるが髄液，疣贅，骨へは移行不良である．副作用として腎障害，第8脳神経障害などがある．特に，トラフ値が2 μg/mlを超えると腎機能障害の発生頻度が上昇する．有効域のピーク濃度域は9～20 μg/mlである．以前は1日2回分割投与されることが多かったが，PK-PDの観点から最近添付文書が改訂され1日1回投与となった．適正使用を心がけて欲しい．

　LZDは，抗VRE，抗MRSA薬として承認されたオキサゾリジノン系の薬剤である．数少ないVRE用薬剤でもあるため慎重な使用が望まれている．重症例や腎機能障害患者に対して積極的に選択するとよい．副作用として骨髄抑制が報告されているので，投与期間に配慮し（14日以内が

表1 抗MRSA薬の適応症

	VCM	TEIC	ABK	LZD (注射&経口)
敗血症	○	○	○	○
感染性心内膜炎	○			
深在性皮膚感染症　慢性膿皮症		○		○
外傷・熱傷及び手術創等の二次感染	○	○		○
骨髄炎　関節炎				
肺炎　肺膿瘍　膿胸	○	○	○	○
慢性呼吸器病変の二次感染		○		
腹膜炎	○			
化膿性髄膜炎	○			

望ましい），週1回以上血液検査をしなければならない．

以上の4剤のどれを第一選択にすべきかは，適応症（**表1**），感染部位への移行性，副作用，薬価（予測費用対効果比）などを参考に決定することが多い．

耐性菌発生の抑制の見地からは，院内での抗MRSA薬の使用状況を把握し，必要に応じて抗MRSA薬使用の許可制，届出制を検討する必要がある．保菌者に対しての無意味な抗菌薬投与を避けるため，ICDの介入も必要であろう．MRSA薬投与→一時的な菌消失→抗MRSA薬中止→菌の再出現→抗MRSA薬再開といった悪循環に陥っている症例が散見されるからである．いったん除菌できたとしても，宿主の免疫能や栄養状態などが改善されていない限り，再び保菌状態に陥ることは必至である．抗MRSA薬投与にかかわらず，定着から感染へのシフトのリスクファクター（**図2**）を減らすことが最良の抗MRSA治療であると著者は考えている．

文 献

1) 木村聡一郎，舘田一博：MRSAの病原性．MRSA—基礎・臨床・対策—，pp. 38-46, 医薬ジャーナル社，大阪，2006
2) 三木　誠，渡辺　彰：耐性菌による肺炎治療．臨床と研究 82：1960-1970, 2005
3) 日本感染症学会/日本化学療法学会：抗MRSA薬使用の手引き，pp. 1-16, 協和企画，東京，2007
4) 三木　誠：抗MRSA薬の使用を決めるポイント．感染と抗菌薬 10：215-222, 2007
5) Asensio A, Guerrero A, Quereda C, et al：Colonization and infection with methicillin-resistant *Staphylococcus aureus*：associated factors and eradication. Infect Control Hosp Epidemiol 17：20-28, 1996
6) Huang SS, Platt R：Risk of methicillin-resistant *Staphylococcus aureus* infection after previous infection or colonization. Clin Infect Dis 36：281-285, 2003
7) Oztoprak N, Cevik MA, Akinci E, et al：Risk factors for ICU-acquired methicillin-resistant *Staphylococcus aureus* infections. Am J Infect Control 34：1-5, 2006
8) 渡辺　彰：患者状態別に見た在宅感染対策．感染と抗菌薬 4：159-164, 2001

■ 抗菌薬治療の実際

5．MDRP（多剤耐性緑膿菌）にどう対処するか？

藤村　茂*
ふじむら　しげる

- 多剤耐性緑膿菌（MDRP）による感染症例に対して選択可能な抗菌薬はきわめて少ないため難治性となることが多い．
- 臨床分離緑膿菌中の MDRP の分離頻度は本邦では 5％前後であるが，今後増加する可能性は大きい．
- 臨床で重要なのは分離された MDRP が感染症の真の起因菌であるのか否かを見極めることである．
- 治療に関しては現在，抗緑膿菌活性を有する抗菌薬の併用療法が試みられている．
- 欧米で検討されている併用療法は，本邦では未承認のコリスチン（ポリミキシン E）を使用するものがほとんどであるが，臨床成績はいまだ少ない．

Key Words　多剤耐性緑膿菌，併用療法，BC プレート®，コリスチン

　MDRPは，感染症法によりイミペネム（MIC：≧16 µg/ml）とシプロフロキサシン（≧4 µg/ml）およびアミカシン（≧32 µg/ml）の3剤に同時に耐性を示す緑膿菌と定められている．これらの薬剤に対する耐性機構は，薬剤排出ポンプや修飾酵素の産生，DNA ジャイレースの変異などであるが，MDRP は，それぞれ異なる機序を偶然獲得して多剤耐性化していく．このほかに 1999 年に Kurokawa ら[1]によって報告されたカルバペネム系薬とニューキノロン系薬に耐性を示すメタロ-β-ラクタマーゼ（MBL）産生の機序がある．この MBL 産生緑膿菌は当初，アミノグリコシド系のアミカシンに感受性を示す株が多かったが，2005 年以降に分離された MBL 産生株の多くが前述の MDRP の定義である 3 剤に耐性を示している．すなわち近年の MBL 産生緑膿菌は多剤耐性化しているのである．

□ 多剤耐性緑膿菌による感染症化学療法

　MDRP は前述の 3 系統の抗菌薬に耐性を示すだけでなく，抗緑膿菌製剤のセフタジジムなど一部のセフェム系薬剤，モノバクタム系薬などにも耐性を示す．すなわち，現時点で MDRP に抗菌力を保持している薬剤はほとんどなく重大な問題であるが，最近，既存の抗菌薬による新たな併用療法が検討されている．ところが，緑膿菌は日和見感染菌であるため，高齢者や免疫能が低下したいわゆる compromised host が感染しやすい．MDRP も同様であり，たとえば腎機能の低下などにより抗菌薬の多剤併用が選択できない例があるなどの問題が付随することを念頭に置かなければならない．

　現在，欧米における MDRP 感染症治療の核となっているのはポリミキシン B とコリスチン（ポリミキシン E）である[2〜4]．本邦においてもコリスチンを用いて治療したケースが 1 例報告されている[5]．これらポリエン系の薬剤は，腎毒性や神経毒性などの副作用が強いこともあって静脈注射の適応は本邦で認可されていないが，本症例[5]では静注用コリスチン製剤を個人輸入して使用している．症例は 19 歳の女性で嚢胞性線維症にともなう慢性気管支炎の急性増悪例である．イミペネム，メロペネム，シプロフロキサシン，パズフロキサシン，トブラマイシン，タゾバクタム/ピペラシリンなどの大量投与や併用療法を実施しても改善に乏しいため静注用コリスチンに切り替え，これによる副作用は発現せず十分な治療効果が得られたことを報告している．なお，コリスチンは，一般に呼吸器への組織移行性が決して良いとは認識されていない点を熟慮して使用すべきであろう．

*東北大学加齢医学研究所　抗感染症薬開発研究部門

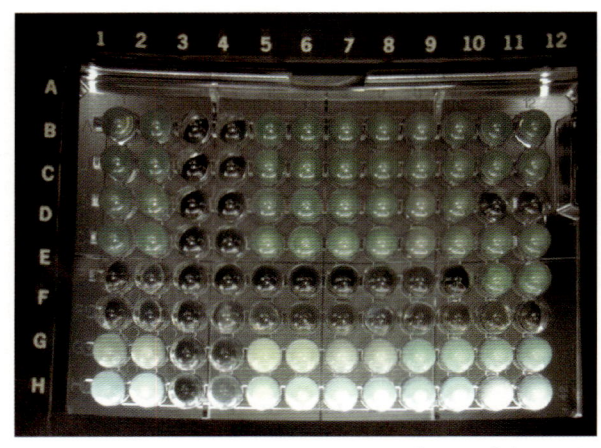

図 1　BC プレート®を用いた臨床分離 MDRP の薬剤感受性
被検 MDRP 株は，CAZ もしくは CL と他剤の併用群で感受性を示している．
MEPM：メロペネム三水和物，CPFX：塩酸シプロフロキサシン，AMK：硫酸アミカシン，CAZ：セフタジジム，
AZT：アズトレオナム，PIPC：ピペラシリンナトリウム，CL：硫酸コリスチン，RFP：リファンピシン．
数字は薬剤希釈濃度（μg/ml）を示す．

コリスチン単独投与以外の治療戦略として，本邦では臨床分離された MDRP に対する抗菌薬の併用効果をあらかじめチェッカーボード法で FIC index を求めて算定しておき，これを臨床に応用した報告がある[6]．各施設で実施可能なブレイクポイント・チェッカーボード・プレート（BC プレート®：栄研化学）が臨床使用されてきている．このプレートでは，抗緑膿菌活性を示すピペラシリン，セフタジジム，アズトレオナム，メロペネム，アミカシン，シプロフロキサシン，コリスチン，リファンピシンの計 8 薬剤が選択されており，これらのうち 2 薬剤の組み合わせで併用効果を判定する（図1）．また筆者らは，MBL 産生緑膿菌に対する併用効果の検討として，タゾバクタム・ピペラシリン（1：8）とアルベカシンの組み合わせで相乗効果がもっとも高いことを報告[7]したが，これらの薬剤は，保険上は緑膿菌に適応外である．現在のところ，BC プレート®では，前述の薬剤以外での効果判定はできないが MDRP の治療抗菌薬選択の一助として期待されている．

一方，欧米ではコリスチンを基軸とする併用がほとんどであり，Bassetti ら[8]はコリスチンとリファンピシンの併用で緑膿菌と同様の多剤耐性グラム陰性菌である *Acinetobacter baumannii* 感染症に対する有効例を，Corvec ら[9]は，VIM-2 型 MBL 産生緑膿菌感染症に対してピペラシリン・タゾバクタムかアズトレオナムに高用量のコリスチン併用例を報告している．これらの報告は共通して，抗菌薬を用いた積極的治療は熱傷患者や ICU に入院中の重篤な感染症患者に行うとしており，MDRP が分離された患者のすべてが化学療法の対象ではないことを示している．

◻ **多剤耐性緑膿菌分離をどう考えるか**

MDRP による院内感染のリスクファクターは，ICU，長期臥床にて療養中の高齢者，各種医療機器装着患者などが指摘されている[10]．Cao らも，人工呼吸器や各種カテーテル装着および 60 歳以上をリスクファクターとしてあげるとともに，抗菌薬ではカルバペネム系とニューキノロン系抗菌薬の使用をあげている[11]．

緑膿菌は，カテーテルなどの存在により菌体表面上にバイオフィルムを形成して各種抗生物質や消毒剤の曝露を免れ，長期に渡り生存し続ける性質を有することから，人工呼吸器や各種医療機器の装着患者は，特に注意を払わなければならない．しかしながら，比較的基礎体力を有する患者で，たとえばカテーテル留置患者の尿検体から MDRP が検出された場合などでも，感染症を発

症していなければ，その時点で抗菌薬療法を考える必要はないだろう．

近年，臨床分離される MDRP のほとんどが MBL 産生株であることから MBL 産生株が徐々に広がっていると推察される．したがって院内感染予防策を徹底・強化し，compromised host への伝播を防ぐことが重要である．さらに MDRP の出現が抗菌薬の使用と関係するかは未解明の部分が多いが，抗菌薬の適正使用遵守も心がけたい．

おわりに

MDRP による呼吸器感染症を発症した場合，現状で選択できる抗菌薬はきわめて少ない．本稿でいくつかの治療戦略（化学療法の選択）を述べてきたが，MDRP は必ずしも強毒株ということではないことから，「出現ただちに治療」ではなく，易感染性宿主への感染拡大を防ぐことが重要と言える．

文 献

1) Kurokawa H, Yagi T, Shibata N, et al：Worldwide proliferation of carbapenem-resistant gram-negative bacteria. Lancet **354**：955, 1999
2) Rahal JJ：Novel antibiotic combinations against infections with almost completely resistant *Pseudomonas aeruginosa* and Acinetobacter species. Clin Infect Dis **43** (Suppl 2)：S95-99, 2006
3) Li J, Nation RL, Turnidge JD, et al：Colistin：the re-emerging antibiotic for multidrug-resistant Gram-negative bacterial infections. Lancet Infect Dis **6**：589-601, 2006
4) Kasiakou SK, Michalopoulos A, Soteriades ES, et al：Combination therapy with intravenous colistin for management of infections due to multidrug-resistant Gram-negative bacteria in patients without cystic fibrosis. Antimicrob Agents Chemother **49**：3136-3146, 2005
5) 遠藤理香，石黒信久，菊田英明：多剤耐性緑膿菌による慢性気管支炎の増悪に静注用コリスチン製剤が有効であった囊胞性線維症の1例．感染症学雑誌 **79**：945-950, 2005
6) Tateda K, Ishii Y, Matsumoto T, et al：'Break-point Checkerboard Plate' for screening of appropriate antibiotic combinations against multidrug-resistant Pseudomonas aeruginosa. Scand J Infect Dis **38**：268-272, 2006
7) 藤村 茂，高根秀成，中野禎久，他：メタロ-β-ラクタマーゼ産生 *Pseudomonas aeruginosa* に対する TAZ/PIPC と各種抗菌薬の *in vitro* 併用効果．日化療会誌 **57**：suppl-A1, 25, 2009
8) Bassetti M, Repetto E, Righi E, et al：Colistin and rifampicin in the treatment of multidrug-resistant *Acinetobacter baumannii* infections. J Antimicrob Chemother **61**：417-420, 2008
9) Corvec S, Poirel L, Espaze E, et al：Long-term evolution of a nosocomial outbreak of *Pseudomonas aeruginosa* producing VIM-2 metallo-enzyme. J Hosp Infect **68**：73-82, 2008
10) Aloush V, Navon-Venezia S, Seigman-Igra Y, et al：Multidrug-resistant *Pseudomonas aeruginosa*：Risk Factors and clinical impact. Antimicrob Agents Chemother **50**：43-48 2006
11) Cao B, Wang H, Sun H, et al：Risk factors and clinical outcomes of nosocomial multi-drug resistant *Pseudomonas aeruginosa* infections. J Hosp Infect **57**：112-118 2004

■抗菌薬治療の実際

6．抗菌薬終了の判断はどのように行うか？

宮里　明子[*]　光武耕太郎[*]　川上　和義[**]

- 発熱，白血球数，CRPの改善だけでなく，臓器症状の改善および原因微生物の減少・消失を目安に抗菌薬終了の判断を行う．
- 感染臓器への抗菌薬の移行性，原因微生物の抗菌薬への感受性などによって決められた投与期間を参考にすると同時に宿主の免疫能を考慮する．
- 耐性菌出現の観点から十分量の短期使用を心がけ，不必要な長期投与を避ける．

Key Words　臨床的所見，細菌学的所見，組織移行性，抗菌薬感受性，宿主免疫能

感染症の抗菌薬による治療の効果判定は，発熱，体温，白血球数，CRPといった全身の非特異的炎症を示す指標だけによらず，感染を起こしている臓器に特異的なパラメーター，たとえば肺炎における喀痰量，血液ガス所見およびグラム染色による喀痰所見などその臓器が感染を起こしている判断根拠となった指標をもとに行う．膀胱炎では尿中白血球数および尿の塗抹・培養が，体温，末梢血白血球数より特異的であり，心内膜炎ではCRPよりも血液培養の陰性化で治療効果を判定する[1]．また各指標の改善速度を知っていることも重要で，肺炎の場合，喀痰量，喀痰塗抹所見，ガス所見の改善はすみやかであるが，胸部X線の陰影は通常長期に残存する．

それでは臨床および検査所見に改善がみられ，感染症が治癒に向かっている場合，いつ抗菌薬を終了すればいいのだろうか．終了の明確な基準を示した報告は少ないが，感染症の臓器別および原因菌別によって一定の投与期間が推奨されており，それを参考にする（表1）．これらの投与期間は感染臓器への抗菌薬の移行性（組織の血行性），原因微生物の抗菌薬への感受性および組織・細胞より排除のされやすさなどに依存していると思われる．一般的に感染の初期に感受性のある抗菌薬の十分量を適切な投与法で投与できた症例では短い投与期間でも治癒が望めるが，膿瘍形成などにまで進展した症例ではより長期の投与が必要とされ，さらに人工物への汚染（人工弁や大血管置換後など）は菌の排除が困難であるため，より高濃度の長期の抗菌薬の投与が必要とされる（表2）．

さらに注意を要する点は，これらはおもに宿主の感染防御能が正常である場合の投与期間で，顆粒球減少症，糖尿病およびステロイドの服用など免疫能の低下が予想される場合にはより長い投与期間が必要とされる．たとえば日本呼吸器学会による『成人市中肺炎診療ガイドライン』は肺炎治療における抗菌薬投与終了時期の目安として，①解熱（37℃以下），②WBCの正常化，③CRPの改善（最高値の30％以下の低下），④胸部X線陰影の明らかな改善，の4項目中3項目を満たした時としているが，基礎疾患を有し感染防御能の異常が予想される場合にはそれより4日後と記載している[3]．宿主の病原微生物排除能が正常な場合，抗菌薬投与で菌量を感染症発症量以下に減らすことができればその後も感染症は治癒に向かう．しかし，免疫能が低下した宿主の場合には，抗菌薬による菌の完全死滅を目標としなければならないからである．

一方，耐性菌出現や医療費増大の問題より，現在推奨されている投与期間よりも短期間での投与法を検討した報告もみられるようになっている．el Moussaoui Rらの報告[4]では，軽症から中等症までの市中肺炎（主要な起炎菌は肺炎球菌，インフルエンザ菌，モラクセラ・カタラーリス）にア

[*]埼玉医科大学国際医療センター　感染症科・感染制御科　　[**]東北大学大学院医学系研究科　保健学専攻　感染分子病態解析学分野

表1 感染症の治療期間
(Gilbert DN, et al：The Sanford Guide to Antimicrobial Therapy. Antimicrobial Therapy Inc., 2008[2] より)

臓　器	感染症	投与期間（日）
耳	滲出性中耳炎　2歳＞	10
	2歳≦	5〜7
咽　頭	咽頭炎　A群溶連菌　ペニシリン	10
	経口セフェム	7
	アジスロマイシン	5
	ジフテリア	7〜14
副鼻腔	急性副鼻腔炎　重症　ペニシリン，セフェム	10〜14
	中等症　フルオロキノロン	5〜7
肺	肺炎　肺炎球菌	解熱後3〜5
	腸内細菌，緑膿菌，ブドウ球菌	21〜42
	ニューモシスチス　（AIDS患者）	21
	（AIDS以外の免疫抑制）	14
	マイコプラズマ，クラミジア	14
	レジオネラ	21
	肺膿瘍	28〜42
心　臓	感染性心内膜炎；自己弁　レンサ球菌	14〜28
	腸球菌，MSSA	28〜42
消化管	赤痢	3
	腸チフス　セフトリアキソン	14
	フルオロキノロン	5〜7
	ヘリコバクター・ピロリ感染	10〜14
	偽膜性腸炎	10
血　液	菌血症（感染巣が除去可能；心内膜炎は除く）	10〜14
骨	骨髄炎　成人　急性	42
	慢性	ESR正常化（＞3ヵ月）
	小児　ブドウ球菌，腸球菌	21
	レンサ球菌，髄膜炎菌，インフルエンザ菌	14
関　節	化膿性関節炎　成人	14〜28
	小児	骨髄炎に準ず
中枢神経	髄膜炎　髄膜炎菌，インフルエンザ菌	7
	肺炎球菌	10〜14
	リステリア，B群溶連菌	21
尿　路	膀胱炎	3
	腎盂腎炎	14

モキシシリンの静脈内投与3日後に臨床上改善を認めた症例で，その後に抗菌薬内服を5日追加投与した群，しなかった群での検討を行っているが，両群で予後に差を認めていない．またChastreらは人工呼吸器関連肺炎（ventilator-associated pneumonia：VAP）に対し，アミノグリコシド，フルオロキノロン，広域β-ラクタム薬いずれかの併用投与を8日あるいは15日間投与して予後を検討したところ，緑膿菌などのブドウ糖非発酵グラム陰性桿菌での肺炎の再発率が高かったもの

表2　短期治療の可能な条件

1. 単一菌による急性感染
2. 病原菌が細胞外増殖菌で抗菌薬への感受性がきわめて良好
3. 抗菌薬の移行の良好な臓器（前立腺，椎間板，硝子体をのぞく）
4. 適切な量と適切な投与法（PK-PD）での抗菌薬の使用
5. 組織移行の良い殺菌性の抗菌薬の投与
6. 異物の存在や膿瘍形成がない
7. 宿主の感染防御能が正常

の (40.6% vs 25.4%), 全体の肺炎の再発率, 死亡率 (18.8% vs 17.2%) では差を認めず, またMRSAなどの多剤耐性菌による肺炎の再発率は前者で有意に低かったとしている (42.1% vs 62.0%)[5]. さらにICU患者における菌血症 (市中での発症, 院内におけるカテーテル感染など含む) に対する抗菌薬単剤での5～6日の短期治療で, 10～14日の治療例と比較して治癒率, 再発率および予後に差を認めなかったとの報告もされている[6]. 今後これらの短期治療に関し, 治療効果および耐性菌抑制の点で有用であるのか, 多施設共同試験などにより検証されてゆくことが望まれる.

以上のことから, 現時点での抗菌薬終了の判断は, 感染臓器の特性, 原因微生物の特性, 抗菌薬の特性, 感染症の進展度, および宿主の免疫能などを総合的に考慮し, 各症例ごとに適切に判断する必要があると思われる.

文 献

1) 青木 眞：レジデントのための感染症診療マニュアル. 第2版, 医学書院, 東京, 2008
2) Gilbert DN, Moellering RC, Eliopoulos GM, et al：The Sanford Guide to Antimicrobial Therapy. Antimicrobial Therapy Inc., 2008
3) 河野 茂, 他：日本呼吸器学会市中肺炎診療ガイドライン作成委員会：成人市中肺炎診療ガイドライン, 2007
4) el Moussaoui R, de Borgie CAJM, van den Broek P, et al：Effectiveness of discontinuing antibiotic treatment after three days versus eight days in mild to moderate-severe community acquired pneumonia：randomized, double blind study. BMJ 332：1355-1359, 2006
5) Chastre J, Wolff M, Fagon JY, et al：Comparison of 8 vs 15 days of antibiotic therapy for ventilator-associated pneumonia in adults. JAMA 290：2588-2598, 2003
6) Corona A, Wilson APR, Grassi M, et al：Short-course monotherapy strategy for treating bacteremia in the critically ill. Minerva Anestesiol 72：841-857, 2006

Ⅳ. そこが知りたい，ミニ知識

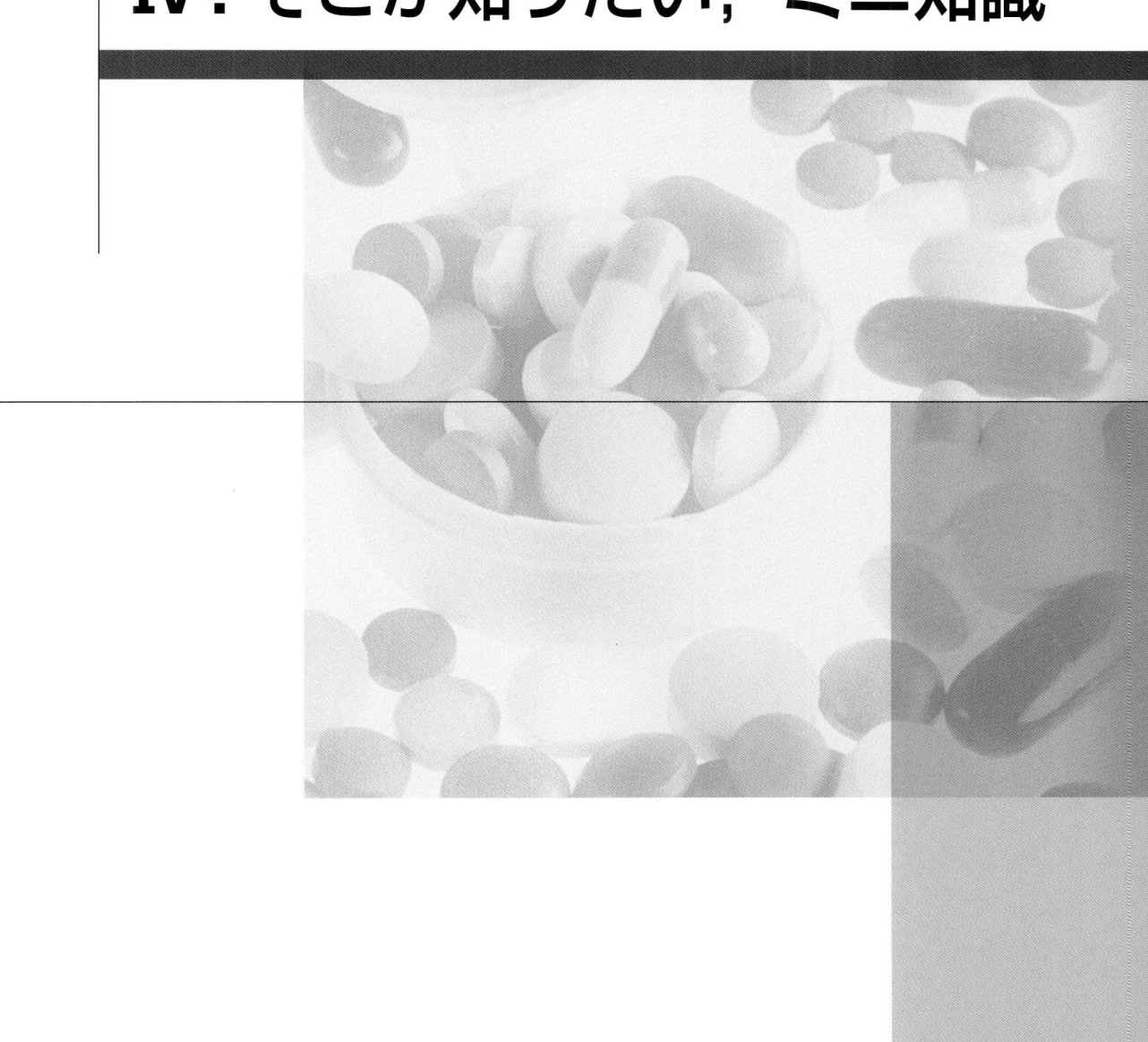

1. MIC, subMIC, MBC, MPCとは何か？

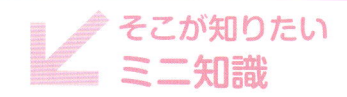

吉田　正樹　東京慈恵会医科大学感染制御部

MIC（Minimum inhibitory concentration：最小発育阻止濃度）

　培養が可能な微生物に対して，一定の濃度の抗微生物薬の存在下の培地で培養し，発育の有無を検討し，MICを測定する．細菌のMIC測定では，微量液体希釈法と寒天平板希釈法があり，薬剤濃度は，2倍の希釈系列で作られる．微生物の発育が抑制される最低の濃度がMICであり，MICが低いほど薬剤の抗微生物効果は強いことになる．MICが高い微生物は，その薬剤に耐性である薬剤耐性微生物と言える．MICは，抗微生物薬の効果の指標となるために薬力学（Pharmacodynamics）のパラメータとして用いられる．

subMIC

　subMICとは，MIC以下の濃度であり，細菌の粘膜上皮細胞への接着能の抑制効果や病原性への影響などの細菌への作用が報告されている．細菌だけではなく，多核白血球の走化性・食菌能や血清の殺菌作用に対する影響などの宿主の感染防御能にも影響することがわかっている．MIC以上の濃度から下がり，subMIC（1/2MIC，1/4MICなど）になっても細菌の発育が抑制されることがある．この効果はPASME（post-antibiotic subMIC effect）と言われている．また，これとは別にPAEという作用もみられる．PAE（post-antibiotic effect）は，抗菌薬が細菌に一定時間作用した後に抗菌薬を除去しても，細菌の増殖抑制効果がみられるものである．グラム陽性菌に対しては，ほとんどの抗菌薬にこの作用を認め，グラム陰性菌に対してもニューキノロン系薬やアミノグリコシド系薬はこの作用を持つ．

MBC（Minimum bactericidal concentration：最小殺菌濃度）

　最小殺菌濃度は，菌の発育が阻止され，さらに死滅させることのできる最小濃度である．したがって，MICと同じかより高い濃度になる．測定は，MICの測定時に発育の認めない濃度の菌液を薬剤の含まない培地に接種して，その発育の有無を観察し，菌の発育を認めない最小の濃度とする．MICと同様にMBCが低いものほど，抗菌力が強いこととなる．抗菌薬には殺菌性抗菌薬と静菌性抗菌薬があるが，殺菌性抗菌薬では，MICとMBCは近い値を示すが，静菌性抗菌薬では細菌の発育は抑制しているが殺菌力は弱いため，MICとMBCの値には隔たりを認める．

MPC（Mutant prevention concentration：耐性菌出現阻止濃度）

　抗菌薬の血中濃度がMICに到達すると細菌の発育を阻止すると考えられる．しかし，このMIC付近の濃度で細菌を完全に殺滅できるとは限らない．MIC付近では細菌の多くが死滅するが，なかには突然変異によって耐性菌が出現し，この耐性菌が生き残る可能性も考えられる．MICよりさらに高い濃度にすると，細菌は耐性菌も含め死滅する．このときの濃度をMPCと呼ぶ．MICとMPCに挟まれる領域はMutant Selection Window（耐性菌選択域：MSW）と呼ばれ，耐性菌が選択され発育する可能性があるとされている．この意味からMPC/MICが小さい値をとれば，Mutant Selection Windowは小さくなり耐性菌の選択は少なくなる．

2. 薬剤感受性成績はこう読む

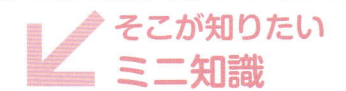

福岡 麻美　永田 正喜　青木 洋介　佐賀大学医学部附属病院感染制御部

薬剤感受性検査

薬剤感受性検査とは，培養検査で分離された細菌に対して，*in vitro* での抗菌薬の活性をみる検査であり，通常実施されている検査法には，ディスク拡散法（定性的）と微量液体希釈法（定量的）がある．ディスク拡散法は，被検菌が塗布された培地に抗菌薬含有ディスクを載せ，ディスク周囲の発育阻止円の大きさで感受性を判定する方法であり，微量液体希釈法は，倍数希釈された薬剤を含む培地に一定量の被検菌を接種し，菌発育の認められない最小発育阻止濃度（MIC：minimum inhibitory concentration）を決定する方法である．ディスク拡散法は阻止円直径，希釈法は MIC で示されるが，いずれも米国臨床検査標準化委員会（CLSI：Clinical and Laboratory Standards Institute）が設定したブレイクポイント判定基準によって S（Susceptible：感性），I（Intermediate：中間），R（Resistant：耐性）と報告される．希釈法では MIC 値と併記して判定基準が報告される場合が多い（**表1**）．

薬剤感受性成績の読み方

MIC は，その値が小さいほど強い抗菌力を持ち，規定値より高ければ耐性菌と考えられる．通常薬剤感受性成績が感性（S）で，MIC が小さい抗菌薬が選択されていることが多いが，必ずしもこの選択は正しくない．MIC はあくまで試験管内での結果であり，その結果は必ずしも臨床的効果と一致しない．抗菌薬の臨床的効果には MIC のほかに，薬剤の吸収，病巣への到達，病巣内での活性，他の薬物との相互作用，宿主の免疫能など多くの因子が関与しており，これらを総合的に考えて投与薬剤を選択する必要がある．

抗菌薬の選択においては，"ある臓器のある微生物による感染症に対してはこの抗菌薬で治療する"という臨床的スタンダードがあり，まずそれが優先されるべきである．それらの薬剤のなかから，感受性成績をみて実際に使用可能なものを選択する．感受性成績で他に MIC の低い薬剤があったとしても，スタンダードな抗菌薬に感受性があれば，それを選択すべきである．たとえば腸球菌（*Enterococcus faecalis*）の治療においては，カルバペネムやキノロンなどの薬剤に *in vitro* で感受性があっても，実際はアンピシリンやペニシリン G を使用する（**表1**）．

MIC はあくまでも抗菌薬と細菌の関係であり，MIC の差がそのまま *in vivo* における抗菌薬同士の臨床効果の差を示しているわけではない．MIC がもっとも低い抗菌薬が臨床的にもっとも有効であるとは限らず，通常は判定基準が"S"であれば，MIC 値にこだわる必要はないと考えられる．

表1 薬剤感受性成績（微量液体希釈法）
検出菌：*Enterococcus faecalis* 3x10*7

薬剤名	MIC 値	判定
PCG	2	S
ABPC	1	S
CTM	32	R
CTRX	8	R
CFPM	8	R
CFDN	1	R
CDTR-PI	1	R
PAPM/BP	≦0.5	基準値なし
GM	4	基準値なし
AZM	8	基準値なし
VCM	1	S
LVFX	1	S

そこが知りたいミニ知識

3. 原因菌と定着菌はこう判別する

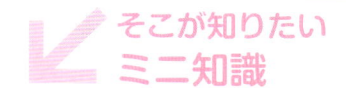

大毛 宏喜 広島大学病態制御医科学講座外科

こんな時どうする

　胃癌の術後5日目の78歳の女性が，38.3℃の熱発をきたした．誤嚥傾向があり，胸部X線写真で右下肺野に淡い浸潤影を認める．提出した喀痰培養では，鏡検上黄色ブドウ球菌と思われるグラム陽性球菌（MRSAと考えられる）が2+，緑膿菌と思われるグラム陰性桿菌が1+であった．この症例で，抗MRSA薬と抗緑膿菌作用を持った薬剤の投与を行うか，もしくは菌量多いMRSAのみ治療すべきだろうか．

感染部位の確認

　まず感染症治療の前提として，今疑っている感染源が正しいか否かの検証が必要である．この症例で主治医は肺炎を疑っている．しかし，もしかしたら尿路感染かもしれない．抗菌薬治療に入る前に，他の感染源を見落としていないか注意する意識が大切である．

感染の原因か定着か

　肺炎の診断がついたら，次は抗菌薬の選択に進む．検出された菌が，感染の原因となっているのか，それとも単に定着しているだけなのかを診断しなければならない．判断に役立つ情報を以下にあげる．
　①本来無菌の部位からの検出（血液，髄液など）
　②発熱などの臨床症状
　③白血球数，CRPなどの炎症反応
　④グラム染色での貪食像
　②と③については，菌の検出部位が感染源か否かの判断材料にはならない．ここで有用なのが④のグラム染色である．グラム染色で白血球が菌を貪食している像を認めれば，感染が起きていると判断できる．白血球は，定着しているだけの菌を貪食しないからである．図は喀痰の検体で，好中球がグラム陽性球菌を貪食している像である．菌がブドウの房状に集簇する傾向を呈しており，黄色ブドウ球菌による感染症と診断できる．わが国の院内で分離される黄色ブドウ球菌の約7割はMRSAと言われており，この鏡検像を元に抗MRSA薬の投与を開始できる．

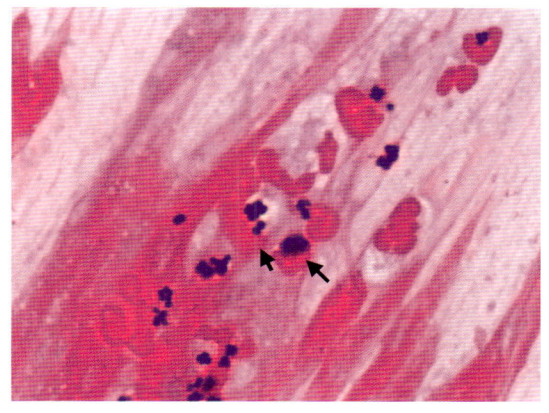

図1　好中球がグラム陽性球菌を貪食している像（矢印）

グラム染色の活用

　古典的な検査ではあるが，その他にも臨床上役に立つ情報が多い．第一に迅速性．検体を検査室に持参すれば約20分で結果が出る．第二に菌種の診断．熟練した検査技師もしくは医師が鏡検することで，具体的な菌種まで診断可能な場合が多い．第三に菌数の評価．複数菌検出する場合にどの菌が優位なのかを診断できる．
　これらを培養結果を待たずに，検体提出の当日に得ることができる利点は大きい．
　ただし，このような情報は検査室に問い合わせなければわからない．重症感染症では初期治療薬の選択が治療成績を左右するが，耐性菌の関与を培養結果が出るまで待つわけにはいかない．たとえばMRSAの場合，グラム染色の情報を元に抗MRSA薬投与の必要性を判断できる．重症感染症の際に検体を検査室に持参し，その場で鏡検像について議論することは，感染症治療の質を向上させるために大切な手順と考えている．

4. バイオフィルムとは？ クォーラムセンシングとは？

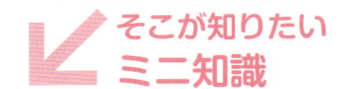

そこが知りたいミニ知識

五味 和紀　東北大学病院呼吸器病態学講座

バイオフィルムとは？

　病原細菌が厳しい宿主環境に順応して生き延びる一つの方法として，自らの菌体を覆う多糖体を菌体外に分泌しながらコロニーを形成することがある．このような細菌が形成する多糖体による薄層状の膜様構造物をバイオフィルム（Biofilm）と呼ぶ．多くの病原細菌がバイオフィルムを産生することが知られている（**図1**）．バイオフィルムの存在は宿主免疫細胞の活性化，宿主免疫細胞による貪食を抑制する作用を有するほか，抗菌薬などの浸透も妨げることになり，このことが病原細菌に対する治療抵抗性とつながり，問題視される．また医療用デバイスなどに付着した病原細菌や，慢性感染巣に存在する病原細菌がバイオフィルムを形成して増殖することで難治化する．このバイオフィルムの産生にはおもに病原細菌のクォーラムセンシングという自律制御メカニズムが関わっていることが最近の研究からわかってきた．

クォーラムセンシングとは？

　病原細菌が周囲の環境に適応するために，増殖局所における自己の密度を的確に感知し，それに応じて自己の増殖速度，病原因子の発現を巧妙にコントロールするシステムが存在する．このシステムはクォーラムセンシング（Quorum Sensing）と呼ばれ，細菌自身により産生されるオートインデューサー（Autoinducer）

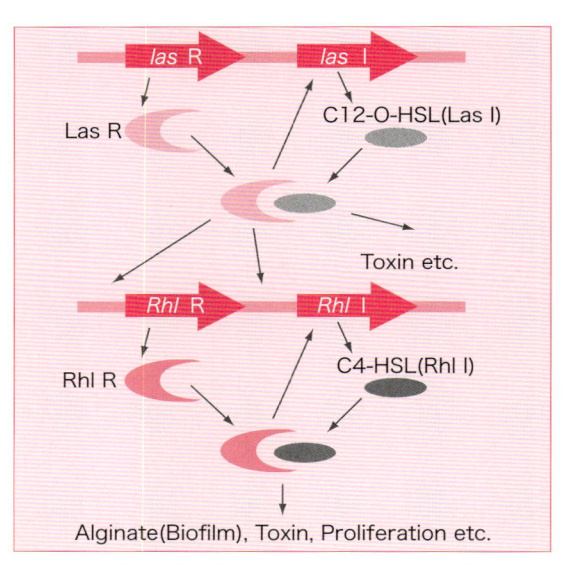

図2　緑膿菌のクォーラムセンシング

　緑膿菌のクォーラムセンシングシステムはLasR-LasI系とRhlR-RhlI系の2段階構造になっている．それぞれのオートインデューサーはC12-oxo-Homoserine Lactone（C12-O-HSL, LasI），C4-HSL（RhlI）である．C12-O-HSLは自律的に産生されて菌体細胞外にいったん放出されるが，再度菌体内に入り込み，受容体であるLasRと複合体を形成する．このLasR/C12-O-HSLの複合体が，Toxin（毒素）の産生，さらなるC12-O-HSL産生，下流のクォーラムセンシングシステム（RhlR/C4-HSL）の遺伝子発現に作用する．同様にRhlR/C4-HSL複合体が形成されると，これがバイオフィルムを形成する高粘性高分子量の多糖アルギン酸（Alginate）の産生，Toxinの産生，緑膿菌の増殖速度を遺伝子学的に制御する．

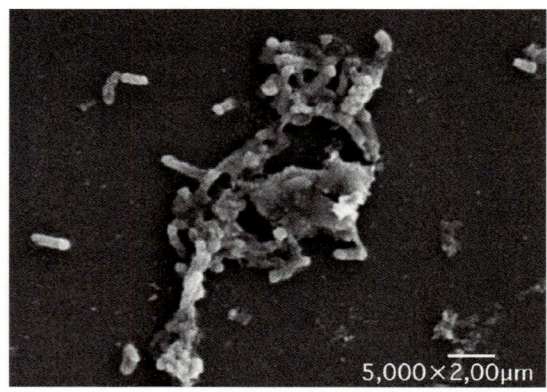

図1　バイオフィルムで覆われた緑膿菌の電子顕微鏡像
東北大学加齢医学研究所抗感染症薬開発研究部門　准教授　藤村茂先生撮影．

により，自己の増殖，病原因子の発現などが制御される．代表的なオートインデューサーとしては，緑膿菌によって産生される C12-oxo-Homoserine Lactone（C12-O-HSL）や C4-HSL などがある．当初はビブリオ菌属において蛍光物質の産生がこのシステムで制御されていることから見つかってきたものであるが，その後，緑膿菌を含むさまざまな細菌においてこれと類似したシステムが存在することがわかった．またこのクォーラムセンシングがバイオフィルムなどの発現形成を制御することもわかってきた（**図 2**）．また呼吸器感染症領域において，慢性気道感染症のびまん性汎細気管支炎に対するマクロライド少量長期投与は同疾患の生命予後を劇的に改善させたが，この治療メカニズムは慢性感染病原細菌のクォーラムセンシングを抑えることが理由である．近い将来，このクォーラムセンシングを標的とした治療薬が開発されれば，従来の抗菌薬とはまったく作用機序が異なるため耐性菌の出現も抑えることができると予測され，感染症治療におけるブレイクスルーになる可能性がある．

5. マクロライド少量投与はいつまで続けるのか？

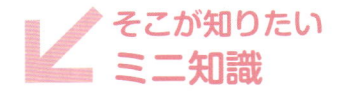

白井　亮　門田　淳一　大分大学医学部総合内科学第二講座

マクロライド少量長期投与療法

　マクロライド少量長期投与療法は，工藤らがびまん性汎細気管支炎の治療法として導入した治療法であり[1]，エリスロマイシンをはじめとする14員環マクロライドを通常の使用量より少ない量で，数ヵ月から2年以上にわたり投与する治療法である．また15員環マクロライドのアジスロマイシンにもこの効果が認められているが，16員環マクロライドは無効とされる[2]．マクロライド療法によりびまん性汎細気管支炎の予後が著しく改善した．このため気管支拡張症や欧米で多くみられる囊胞性線維症に対しても，同療法が試みられその有効性が認められている[3,4]．呼吸器疾患では，この他にも気管支喘息やCOPDで有効であったとの報告がある[4,5]．また耳鼻科領域では慢性副鼻腔炎や滲出性中耳炎[6,7]，皮膚科領域では尋常性痤瘡や掌蹠膿疱症などでも有効性が認められている[8,9]．

　治療期間については，耳鼻科領域の慢性副鼻腔炎では開始3ヵ月後に効果判定し長くとも6ヵ月以内の治療が原則となり，小児滲出性中耳炎では2ヵ月が目安になる[6,7]．一方，呼吸器疾患に関してはびまん性汎細気管支炎に対しての指針が示されているのみで他の疾患に対しては明確な指針は現在のところはない．そのためびまん性汎細気管支炎のマクロライド療法の治療指針を参考にして治療を進めるのがよいと考えられる．

びまん性汎細気管支炎に対する治療指針

　びまん性汎細気管支炎に対する治療指針では，第一選択薬はエリスロマイシンであり1日400mgまたは600mgの経口投与を行う．臨床効果は2〜3ヵ月以内に認められることが多いが，最低6ヵ月は投与し臨床効果を判定する．無効症例やエリスロマイシンによる副作用や薬剤相互作用が発現した場合には，他の14員環マクロライド薬に変更する．クラリスロマイシンでは1日200mgまたは400mg，ロキシスロマイシンでは1日150mgまたは300mgの経口

級別	症状	PaO₂	Hugh-Jones分類	日常生活における障害の程度
1級	咳，痰が頻発 痰量50ml以上 1年に2回以上の急性増悪を繰り返す，もしくは右心不全症状を伴う	59 Torr 以下	Ⅳ〜Ⅴ	呼吸器症状により身辺の日常生活活動に著しく支障がある．
2級	咳，痰が頻発 痰量50ml以上	59 Torr 以下	Ⅳ〜Ⅴ	呼吸器症状により身辺の日常生活活動に支障がある．
3級	咳，痰が中等度 痰量10ml以上50ml未満	60〜69 Torr	Ⅲ〜Ⅳ	呼吸器症状により家庭内での日常生活に支障がある．
4級	咳，痰が軽度 痰量10ml以下	70〜79 Torr	Ⅱ〜Ⅲ	呼吸器症状により社会での日常生活に支障がある．
5級	咳，痰が軽度	80 Torr 以上	Ⅰ （呼吸困難なし）	日常生活に支障なし．

図1　DPBの重症度分類
（中田紘一郎：びまん性汎細気管支炎の診断指針改定と重症度分類策定．厚生省特定疾患呼吸器系疾患調査研究班びまん性肺疾患分科会平成10年度研究報告書，pp. 109-111，1999 より引用改変）

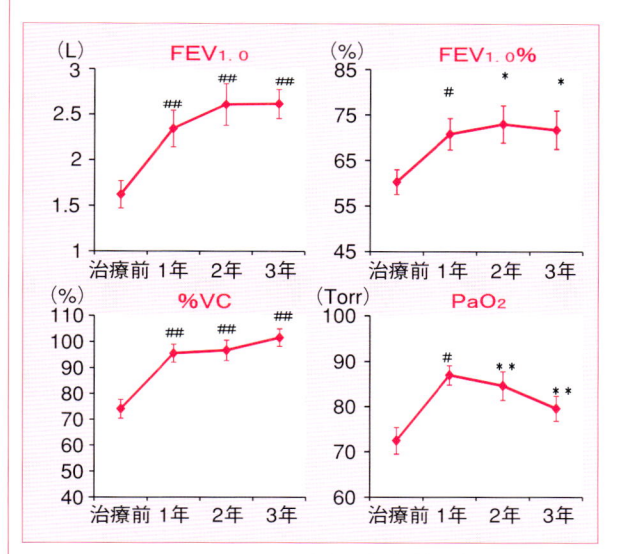

図2 エリスロマイシン投与後の経過
エリスロマイシン療法：n=15, mean±SE
*p<0.01　**p<0.05　#p<0.001　##p<0.0001

投与を行う．長期投与により，自覚症状や呼吸機能および胸部画像などの検査所見が改善し安定した状態になれば，通算2年間の投与で終了する．改善の目安はびまん性汎細気管支炎重症度分類（図1）による4級または5級程度である．しかし終了後に再燃がみられれば再投与を行う必要があり，広汎な気管支拡張や呼吸不全を伴う重症例や進行例でマクロライド療法が有効な場合は，副作用がなければ通算2年間に限ることなく継続治療する[10]．

マクロライド療法の効果の現れ方

びまん性汎細気管支炎患者にエリスロマイシンの少量長期療法を行った時の呼吸機能とPaO$_2$の経過を図2に示す．治療開始1年後には呼吸機能，PaO$_2$が治療前に比較して有意に改善し以降はほぼ安定する．またFEV$_{1.0}$，FEV$_{1.0}$%においては治療開始2年後まで増加し，以降はほぼ安定する[11]．さらにクラリスロマイシンの少量長期療法の前向き検討からは，効果発現は投与開始後6ヵ月で最大となり，4年間の継続でもそれ以上の改善は認めないものの安定した状態が続く[12]．

おわりに

びまん性汎細気管支炎に対して始まったマクロライド療法は，多くの他疾患領域に応用されている．マクロライド療法の効果は，抗菌活性よりも抗炎症作用などのいわゆるマクロライド新作用によるものである．今後はびまん性汎細気管支炎以外の疾患に対する治療の検証も必要になってくると思われる．

文献

1) 工藤翔二，他：びまん性汎細気管支炎にたいするエリスロマイシン少量長期投与の臨床効果に関する研究―4年間の治療成績―．日胸疾会誌 26：632-642, 1987
2) 折津 愈：エリスロマイシン以外のマクロライド系薬剤の有効性びまん性汎細気管支炎に対するジョサマイシンの使用経験．Therapeutic Research 11：973-974, 1990
3) Crosbie PA, et al：Long-term macrolide therapy in chronic inflammatory airway diseases. Eur Respir J 33：171-81, 2009
4) Sharma S, et al：Immunomodulatory effects of macrolide antibiotics in respiratory disease：therapeutic implications for asthma and cystic fibrosis. Paediatr Drugs 9：107-18, 2007
5) Seemungal TA, et al：Long-term erythromycin therapy is associated with decreased chronic obstructive pulmonary disease exacerbations. Am J Respir Crit Care Med 178：1139-47, 2008
6) 松根彰志，他：耳鼻咽喉科系のマクロライド療法．感染と抗菌薬 8：217-222, 2005
7) 藤原啓次，他：マクロライド系抗菌薬の使い方2　耳鼻科領域．治療学 41：465-469, 2007
8) 松永義孝：掌蹠膿疱症．炎症・免疫とマクロライド UP TO DATE シリーズ2（工藤翔二，編）．pp.197-200, 医薬ジャーナル社，大阪，1999
9) 赤松浩彦：痤瘡．炎症・免疫とマクロライド UP TO DATE シリーズ2（工藤翔二，編）．pp.201-204, 医薬ジャーナル社，大阪，1999
10) 中田紘一郎：DPBに対するマクロライド療法の治療指針策定．厚生省特定疾患呼吸器系疾患調査研究班びまん性肺疾患分科会平成14年度報告書，p.111, 2000
11) 白井 亮，他：びまん性汎細気管支炎に対するエリスロマイシン療法の中止可能症例の検討―投与中止例と投与継続例の比較―．感染症誌 71：1155-1161, 1997
12) Kadota J, et al：Long-term efficacy and safety of clarithromycin treatment in patients with diffuse panbronchiolitis. Respir Med 97：844-850, 2003

6. PK-PDとは何か？ 臨床ではどう役に立つのか？

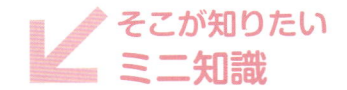

徳江　豊　群馬大学医学部附属病院感染制御部

抗菌薬の薬物動態および薬力学

　PK-PDとはpharmacokinetics-pharmacodynamicsの略であり，PK（薬物動態）は，抗菌薬の吸収，分布，代謝，排泄を示し，PD（薬力学）は，抗菌活性を発揮する過程と副作用との関係を示す．血中濃度のピーク値（C_{max}），area under the curve（AUC）；血中濃度―時間曲線下面積，time above MIC；最小発育阻止濃度以上の濃度を維持する時間，トラフ値が重要な指標である．抗菌薬のPK-PDを考慮して，投与計画をたて，血中薬物濃度をモニタリングして適正に投与量・投与間隔の変更を行うことが大切である．AUCはほぼ投与量と比例し，AUCとピークとは密接に相関すること，ピーク値は比較的容易に得られることから，ピーク値を指標とすることが実際的である．

PK-PDを指標とする抗菌薬の効果的投与法

　①β-ラクタム系薬は時間依存性の薬剤である．効果ともっとも関連するのはtime above MICであるが，菌種によってこの時間が異なることに注意が必要である．黄色ブドウ球菌では効果の発現に20～30％，最大の効果が得られるには30～40％必要であるのに対し，グラム陰性菌では効果発現に35～40％，最大効果に60～70％必要とされている．したがってグラム陰性菌をターゲットに抗菌薬を投与する場合はより長いtime above MICが必要となる．経口薬は腸管からの吸収があまり良好ではなく，臓器への移行性を考慮すると低用量での使用は問題である．注射薬の効果を最大にするためには，1日投与回数を増加させる，もしくは点滴時間を延長する方法がある．

　②キノロン系薬はAUC/MIC（AUIC）がよい指標とされる．レボフロキサシンでは肺炎球菌性肺炎に対して1回100 mg 1日3回投与と比べ1回200 mg 1日2回投与法の有用性が認められた．現在さらに，1回500 mg 1日1回投与の有用性が検討されている．

　③アミノグリコシド系薬は濃度依存性に殺菌作用を発揮し，さらにpostantibiotic effect（PAE）と呼ばれる菌周囲の薬物濃度が0になった後もある程度の時間，殺菌作用が持続する．このためトラフ濃度をMIC以上に必ずしも保つ必要がない．アミノグリコシド系薬の腎毒性発現は一過性の濃度上昇よりむしろ一定濃度以上の薬物曝露時間に関係することが知られていることから，なるべく高用量投与でピーク血中濃度を十分に高める一方，患者の腎機能に応じた投与間隔をあけることでトラフ血中濃度をできるだけ下げることが望ましい．1日1回投与法が従来の3回投与法よりも効果に優れ腎毒性の発現率が低下することが報告されている．

　④近年モンテカルロシミュレーションという統計学的手法が取り入れられている．今までのシミュレーション法は各パラメーターを固定し，ある条件下での予測を行っていたが，実際には血中濃度も感染菌に対する抗菌薬のMICも症例ごとに異なる分布を示す．モンテカルロシミュレーションは母集団の薬物動態パラメーターの分布と臨床分離菌における抗菌薬のMICの分布に従って乱数を発生させて，擬似的に数千例の患者集団に抗菌薬をさまざまな用法用量で投与したときのパラメーターを算出することにより，対象となる集団において有効性が得られる確率が予測できる．個々の感染症に対する最適な抗菌薬の投与法の設計が可能になると期待されており，実際に臨床でどのように役立つか検討することが必要である．

7. TDMはいつ，どのように行うか?

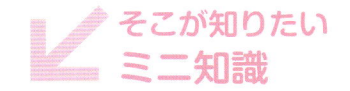

細谷　順　白石　正　山形大学医学部附属病院薬剤部

　TDM（Therapeutic drug monitoring；薬物治療モニタリング）の目的は投与薬剤の有効性と安全性を確保することであり，患者個々の血中薬物濃度値に基づいて，患者の状態に合わせた投与設計を行う．抗MRSA薬塩酸（バンコマイシン）（VCM），テイコプラニン（TEIC），アルベカシン（ABK）のTDMを例に実際的な手順について説明する．

定常状態

　通常，半減期の3，4倍以上の経過時間で血中濃度が定常状態に達すると考えられるため，投与開始3日以上経過後に点滴終了後（ピーク値）もしくは投与直前（トラフ値）に採血を行う．VCMはMIC以上の血中濃度を維持することが治療効果に影響する．トラフ値は10 $\mu g/ml$ を超えないことが望ましいとあるが，重症感染症では副作用に注意しつつ10〜15 $\mu g/ml$ に維持することが必要とされている．ピーク値（点滴終了1〜2時間後）は25〜40 $\mu g/ml$ を目標とする．トラフ値30 $\mu g/ml$ 以上，ピーク値60〜80 $\mu g/ml$ 以上が継続すると腎機能障害などの副作用が発現しやすいが，海外では重症感染症においてトラフ値15〜20 $\mu g/ml$ を目標としている．TEICは半減期が長く，早期に定常状態に達するためにローディングドーズを必要とする（初日1日2回投与）．VCMと同様に時間依存型の抗菌薬であるため，トラフ値5〜10 $\mu g/ml$（敗血症では10 $\mu g/ml$ 以上）を目標とする．トラフ値60 $\mu g/ml$ 以上では血清クレアチニン値の変動が報告されている．ABKはトラフ値2 $\mu g/ml$ 以下，ピーク値9〜20 $\mu g/ml$ を目標にする．濃度依存型の抗菌作用を示すため，ピーク値が治療効果の指標となる．トラフ値が2 $\mu g/ml$ を超えると副作用発現頻度が増加する．

血中濃度測定と投与量の是正

　トラフ値あるいはピーク値の測定値を各々の目標血中濃度値と比較し，用法・用量の是正を行う．ピーク値が基準濃度よりも低ければ1回投与量を増量する必要があり，投与量を2倍にすれば，ピーク，トラフはそれぞれ2倍の値となる．また，ピークが基準値より高すぎれば1回投与量を減量し，トラフが高すぎれば投与間隔の延長を考慮する．抗MRSA薬では，母集団解析による血中濃度推定プログラムが開発されており，患者基本情報，投与履歴，血中濃度測定値を使用して測定時以降の血中濃度推移をシュミレーションできる．用法・用量の変更後は半減期の3，4倍以上経過後に血中濃度を測定してその妥当性を確認する．腎機能の悪化，浮腫等の患者の状態変化に伴い血中濃度も変動するため，有効性と安全性を確保するためには血中濃度測定と，測定値に基づいた投与設計を繰り返すこととなる．

PK-PD理論

　抗菌薬の薬物動態（phradmacokinetics；PK）と薬力学（pharamacodynamics；PD）を考慮し，耐性化を防ぎ，抗菌効果をより高めることを目的とした投与設計が提案されている（PK-PD理論による投与設計）．ABKは濃度依存的に殺菌効果を発揮する薬剤であり，抗菌効果はpeak/MIC，AUC/MICと相関する．一方，時間依存型のVCMやTEICの抗菌効果はAUC/MICを指標とすると言われており，下気道感染症へのVCM投与では，AUC/MICが400以上で菌消失時間が早いとの報告がある．

8. レスピラトリーキノロンとは？

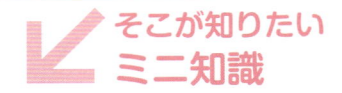

そこが知りたい ミニ知識

吉田耕一郎　小司　久志　二木　芳人　昭和大学医学部臨床感染症学

　キノロン薬は，1962年に発表されたナリジクス酸から発展的に創薬された合成抗菌薬である．抗菌スペクトルがグラム陰性菌に限定されていたオールドキノロンと呼ばれる世代を経て，1984年にニューキノロン薬としてノルフロキサシン（NLFX）が登場した．初期のニューキノロン薬はグラム陽性菌に対する一定の活性を有してはいたものの，そのおもなターゲットはグラム陰性菌であり，腸管感染症や尿路感染症，あるいは慢性気道感染症の急性増悪などに広く臨床応用されてきた．その後，従来のニューキノロン薬の弱点であった*Streptococcus pneumoniae*に照準を合わせて抗菌活性を高めた化合物が相次いで合成された．これら新世代のニューキノロン薬は市中肺炎の重要な原因菌である*S. pneumoniae*や*Haemophilus influenzae*, *Mycoplasma pneumoniae*, *Legionella pneumophila*, *Chlamydia pneumoniae*などに強力な活性を有しており，肺への移行性にも優れていることから，特に呼吸器感染症治療用のニューキノロン薬として位置づけられ，レスピラトリーキノロンと呼ばれる．

　現在，国内の日常診療で臨床使用可能なレスピラトリーキノロンと評価できる薬剤は，トスフロキサシン（TFLX），高用量使用時のレボフロキサシン（LVFX），スパルフロキサシン（SPFX），モキシフロキサシン（MFLX），ガレノキサシン（GRNX）計5薬剤である．海外ではジェミフロキサシン（GMFX）も臨床応用されている．2008年に発表されたシタフロキサシン（STFX）はレスピラトリーキノロンに分類されてはいないものの，肺炎球菌をはじめ主要な呼吸器病原菌にきわめて高い活性を有している．またレスピラトリーキノロンの1つとして認識されていたガチフロキサシン（GFLX）は，同年，製造中止となった．

　レスピラトリーキノロンの呼吸器感染症原因菌に対する活性は良好で大きな問題はないが，*S. pneumoniae*に対するLVFXの活性低下の報告が散見される．国内でも高齢者では5%程度のキノロン耐性*S. pneumoniae*株の存在が示されているので注意が必要である．

　本薬剤のPK-PDパラメータにはAUC/MICまたはC_{max}/MICが用いられる．一回投与量を増加させることが有効性向上につながるので，3分割ではなく1回または2回で1日量を投与するよう設計されている．ただし高齢者や低体重者，または腎機能障害のある症例では予想以上に血中濃度が上昇する可能性もあるので用量設定に注意が必要である．

　レスピラトリーキノロンの安全性は高いが，消化器症状，肝機能障害，腎機能障害などの一般的有害事象以外に，キノロンに特有の光線過敏症，QTc延長症候群，低血圧，耐糖能異常などの有害事象，またNSAIDs，テオフィリン，ワルファリン，シクロスポリンなどの薬剤との薬物相互作用がある．ただし，このようなクラス特有の副作用も化合物によって出現頻度に大きな差異があるので，各薬剤の特徴を知る必要がある．

　近年，特にわが国では*S. pneumoniae*や*H. influenzae*のβ-ラクタム薬およびマクロライド薬に対する耐性化が著しく進み，臨床上の大きな問題と認識されている．このような耐性化傾向のある呼吸器感染症病原菌に対しても，ペニシリンやセファロスポリンを注射で高用量使用する場合には一定の臨床効果を期待できる．しかし，経口薬でこれらの原因菌を治療する際はβ-ラクタム薬の血中濃度が有効域に到達せず十分な治療効果が得られない場合も少なくない．したがって外来治療可能な市中肺炎などはレスピラトリーキノロンの適応となる場合がある．特にβ-ラクタム薬耐性菌が関与している可能性の高い症例では本剤の有用性が際立つものと考えられる．ただしいわゆる感冒や上気道炎などウイルス感染が原因の主体である感染症

に対して安易にレスピラトリーキノロンを使用することは，さらなる耐性化の助長に直結する可能性があるので厳に慎むべきである．

9. 抗菌薬サイクリングは本当に有用か？ミキシングとは何か？

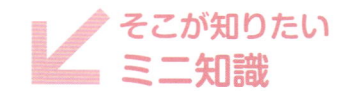

竹末 芳生　中嶋 一彦　兵庫医科大学感染制御学

抗菌薬の使い分け

　耐性菌対策として抗菌薬使い分け（antibiotic heterogeneity）の重要性が数多く報告されている．一般に緑膿菌に活性を有する第四世代セフェム，カルバペネム，新キノロン，ピペラシリン/タゾバクタム（ゾシン®）が使い分けられている．抗菌薬許可制/届出制を導入し，特定の抗菌薬使用を制限している施設も多いが，適切な代替薬を指定しなければ，single switch（たとえばカルバペネム→第四世代セフェム）となり，antibiotic heterogeneity は実践されない．

抗菌薬サイクリング

　一定期間の治療抗菌薬を特定の薬剤に指定し，数種類の耐性機序，作用機序の異なる薬剤を数ヵ月ごとにローテーションさせていくことにより，耐性化を防ぐストラテジーで，ICU を中心に行われ，当初は良好な成績も報告された．問題はサイクル期間が長すぎると一定期間一辺倒の抗菌薬使用によるサイクル薬剤の耐性化が危惧される．Warren ら[1]は，内科 ICU において 3～4ヵ月間隔での抗菌薬サイクリングを 2 年間実施し，直腸に colonization した細菌の耐性獲得率は，緑膿菌において改善傾向を認めず，逆に *Enterobacteriaceae* では相対リスクが 1.57 と増加傾向を示したことを報告した．また Sandiumenge ら[2]は，抗菌薬の使い分けの指標として antimicrobial heterogeneity index（AHI）を用い，トレーニングを受けた主治医のアラカルト治療と比較したところ，抗菌薬サイクルはむしろ偏った使い方になっていた．その結果カルバペネム耐性 *Acinetobacter baumannii* はサイクル期間で有意の増加を示した．このように最近では，3～4ヵ月間隔の抗菌薬サイクリングに関しては否定的な報告が多い．通常より短い 1ヵ月間隔のサイクリングや感染症種類別にサイクリングを行う方法など，何らかの工夫がなされなければ，このままの形では一般施設での導入はとても推奨できない．

抗菌薬ミキシング

　これは元来症例ごとに治療抗菌薬を変更するストラテジーである．一方，日本では介入により同時期に複数の抗菌薬の使い分けを行う対策の総称を抗菌薬ミキシングと拡大解釈している．

　抗菌薬ミキシングの一つとして，3ヵ月間ごとに抗菌薬使用状況をモニタリングし，次の 3ヵ月間の抗菌薬選択（制限薬，推奨薬，自由選択薬）を随時変えていき，各種治療抗菌薬の使用頻度を平均化していく Periodic antibiotic monitoring and supervision（PAMS）の一般外科病棟での成績が報告されている[3]．PAMS により各抗菌薬が 20%前後の使用頻度と平均化され，その結果耐性グラム陰性桿菌感染は観察期の 100 手術あたり 5.5 件から，PAMS 期は 3.4 件（$p=0.079$）と減少傾向を示した．

　現在，我々は専任スタッフを中心とする多職種の antimicrobial stewardship team による全病院的な PAMS を行っている．それにより導入前の AHI は 0.66 であったが，導入後は半年毎に 0.84 → 0.94 → 0.88 と抗菌薬の使い分けが全病院的にも実践された．またその結果として耐性緑膿菌や多剤耐性グラム陰性菌の分離が有意に減少し，各種抗菌薬に対する緑膿菌の耐性率は 5%前後と感受性の著明改善が得られた．

文献

1) Warren DK, et al : Cycling empirical amtimicrobial agents to prevent emergence of antimicrobial-resistant Gram-negative bacteria among intensive care unit patients. Crit Care Med 32 : 2450-2456, 2004
2) Sandiumenge A, et al : Impact of diversity of antibiotic use on the development of antimicrobial resistance. J Antimicrob Chemother 57 : 1197-1204, 2006
3) Takesue Y, et al : Effect of antibiotic heterogeneity on the development of infections with antibiotic-resistant gram-negative organisms in a non-intensive care unit surgical ward. World J Surg 30 : 1269-1276, 2006

10. 皮内反応はなぜ行わなくともよいのか？

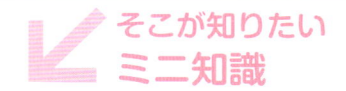

そこが知りたい ミニ知識

比嘉 太　琉球大学大学院医学研究科感染病態制御学講座
分子病態感染症学分野（第一内科）

　わが国ではβ-ラクタム系抗菌薬などの静脈内投与の際にあらかじめ微量の薬剤を用いた皮内反応が実施されてきたが，すべての患者を対象にルーチンに抗菌薬の皮内反応試験を行うことについては科学的根拠に乏しいとした日本化学療法学会および日本抗生物質協議会の報告を受けて，平成16年9月，静注抗菌薬の添付文書が改訂された．すなわち，皮内反応検査の記載が削除され，ショック対策が強調された記載となった．

抗菌薬製剤の改良とアナフィラキシーの減少

　わが国では昭和30年代にペニシリンによるショックが問題となり，皮内反応試験が導入されたが，その後の抗菌薬製剤の改良にともないアナフィラキシーの頻度は減少している．昭和30年のペニシリン製剤の純度はもっとも高いもので75％程度であり，多くの不純物を含んでいたものと推測される．これに対して，近年のペニシリンGカリウムは99％以上の純度である．また，当時の日本におけるペニシリンショックは溶媒にピーナッツ油が用いられた油性プロカインペニシリンに多発していたが，本製剤はすでに廃止されている．欧米の報告をみても，現在のペニシリン製剤のアナフィラキシーショックの発現頻度（0.00079％：1987〜2001，Apterらによる集計）は昭和30年代（0.032％：1959，Brownらによる集計）と比較して大幅に減少したことがわかる．

ルーチンの皮内反応検査の有用性に関する疑義

　ルーチン皮内反応検査の技術的な側面にも疑義があった．**皮内反応検査の濃度**：皮内反応の濃度設定はアレルギー陽性者と陰性者を比較して厳密に設定されたものではなく，またアレルギー患者の反応性はきわめてばらつきが大きいので，確実にアレルギー患者を検出する一定の濃度を設定すること，かつ安全な濃度を設定すること，は不可能である．**皮内反応試験実施条件**：皮内反応試験は局所のヒスタミン遊離などによる皮膚反応を判定することによって，即時型アレルギーの有無を推定するものである．したがって，ヒスタミン拮抗薬などを投与されている患者では正しい検査結果は得られない．また，静注用抗菌薬を投与する対象となる中等〜重症感染症患者では多様な生体反応の失調がともなっており，こうした患者における皮内反応試験の信頼性は不明である．

　日本化学療法学会皮内反応検討委員会において，抗菌薬の日本と欧米における実際のアナフィラキシー発生頻度を比較検討したところ，両者に差は認められず，一部の薬剤についてはかえって日本の発生報告頻度が高い結果であった．また皮内反応試験が課されていた薬剤と課されていない薬剤の日本におけるアナフィラキシーの発現頻度にも差は認められなかった．

添付文書改訂後の反応

　平成16年の添付文書改訂を受けて，抗菌薬皮内反応試験の見直しが進められ，多くの施設ですでにルーチンの皮内反応試験は中止され，皮内反応試験薬の出荷量も減少している．

　抗菌薬の添付文書改訂を受けて，日本化学療法学会では抗菌薬投与時の安全対策の周知を図る意味で，ガイドラインおよびその概要版を公表した．内容の詳細については日本化学療法学会ホームページ上に掲載されているので参照されたい．本ガイドラインの主眼は，①問診の重要性，②アナフィラキシー対策に必要な薬剤の整備，③アナフィラキシーの早期発見，④エピネフリン早期投与の重要性，である．

　本ガイドラインには強制力はなく，おのおのの施設によって効率的な対策も異なるものである．アナフィラキシーショックはあらゆる薬剤，食物，自然毒，などによって起こりうるものであり，その対策は抗菌薬のみに限定するのではなく，各医療施設における包括的な対応策の確立が望まれる．

索　引

数字

23S リボゾーム RNA　12

A

アメーバ性肝膿瘍　64
アミノグリコシド　18
アモキシシリン/クラブラン酸　83
アモキシシリン（AMPC）　82
アナフィラキシー　34, 135
アルベカシン　113, 131
アデノウイルス　106
安全性　93
A-DROP システム　43, 60
ABK　131
A 群 β 溶血性レンサ球菌　84
A 群 β 溶連菌　106
A 群溶血性レンサ球菌　12
Antimicrobial Stewardship Guideline　26
area under the curve（AUC）　130
AUC/MIC（Area Under the Curve/MIC）　27, 28, 130, 132
Autoinducer　126

B

β-ラクタマーゼ非産生アンピシリン耐性インフルエンザ菌　82
β-ラクタマーゼ阻害薬配合剤　8
β-ラクタム環　3
β-ラクタム系薬　7, 3
Bacteroides fragilis　65
Bacteroides 属　12
Biofilm　126
B 群レンサ球菌　39
BLNAR　39, 82

C

チェッカーボード法　116
治療薬物モニタリング　113
Campylobacter jejuni　13
Chlamydia trachomatis　11
Chlamydophila pneumoniae　11

Clinical and Laboratory Standards Institute（CLSI）　26
Clostridium difficile　24
C_{max}/MIC（最高血中濃度/MIC）　27, 28, 132
Coxiella burnetii　13
CURB-65　43
CYP3A4　14

E

塩酸バンコマイシン　131
壊死性筋膜炎　14
E.faecium　24
EBNA 抗体　106
EB ウイルス　106
Entamoeba dispar　64
Entamoeba histolytica　64
Enterococcus faecalis　24
ermB 遺伝子　12
Escherichia coli　64

F

フォーカス不明の発熱　104
プロカルシトニン　109
フルオロキノロン　17
不顕性誤嚥　98
副鼻腔炎　106
複雑性膀胱炎　77
複雑性尿路感染症　76
複雑性腎盂腎炎　77
副作用　14
副腎皮質ステロイド剤　39
複数菌感染　76, 77
服用性　95
婦人科領域感染症　14
不適切な初期抗菌治療　60
不適切な初期抗菌治療を受けるリスク　61
腹腔内感染症　13

H

びまん性汎細気管支炎　13, 128
バイオフィルム　126
バイシリン G®　104

バンコマイシン　113, 21
バンコマイシン，塩酸　131
バンコマイシン耐性腸球菌　21
パラインフルエンザウイルス　106
ペネム系薬　8
ペニシリンアレルギー　35
ペニシリン系薬　7
ペニシリン結合蛋白　94
ペニシリン耐性肺炎球菌（PRSP）　24, 82
肺炎球菌　11, 39, 46, 94
肺炎クラミジア　107
肺炎マイコプラズマ　94, 107
肺炎のカテゴリーと定義　56
敗血症　109
発熱　82, 84
併用効果　116
皮内反応検査　135
鼻粘膜の腫脹　84
微量液体希釈法　124
鼻漏　84
鼻汁の性状　84
非定型肺炎　44, 5
非特異的急性上気道炎　106
百日咳　13, 104
発赤　82
HCAP（Health-care-associated pneumonia）　56
HCAP 患者における検出微生物　58
HCAP 患者における初期抗菌治療戦略　62
HCAP 患者の背景　57
Helicobacter pylori　13

I

インフルエンザ菌　39, 47, 94
インフルエンザウイルス　106
異型リンパ球　106
院内肺炎　49
医療ケア関連肺炎　56

K

かぜ　103
かぜに対する抗菌薬　103

137

かぜ症候群　106
ガイドライン　17
カルバペネム系薬　8
ケトライド　11
キノロン　15
キノロン系薬　5
キヌプリスチン・ダルホプリスチン　24
コンタクトレンズ　79
コロナウイルス　106
クォーラムセンシング　126
クラミジア・トラコマチス　86
グラム陰性菌　11
グラム染色　40, 125
グラム陽性菌　11
グリコペプチド系　21
外陰膣感染症　87
回帰熱　13
外来治療（OPAT：Outpatient Parenteral Antimicrobial Therapy）　83
顎炎　91
顎骨周囲の蜂巣炎　91
角膜炎，感染性　79
核酸合成阻害薬　3
肝・胆道系感染症　64
眼科感染症　79
顔面痛・前頭部痛　84
眼内炎，細菌性　80
肝膿瘍　64
感染　111
感染性角膜炎　79
感染症，眼科　79
感染症の治療期間　119
監視培養　112
肝障害　36
嫌気性菌　11, 86
嫌気性菌感染症　91
顕性誤嚥　98
血管炎症候群　35
結膜炎，細菌性　79
血小板減少　24
基礎疾患　76
急性中耳炎　82
急性鼻炎　106
急性咽頭炎　106
急性間質性腎炎　35
急性気管支炎　106
急性尿細管壊死　35
急性胆管炎　64
急性胆嚢炎　64

急性単純性膀胱炎　75
急性単純性腎盂腎炎　75
骨盤腹膜炎　86
骨盤内感染症　86
骨髄抑制　24
好中球減少者　109
後鼻漏　83
抗菌薬アレルギー　34
抗菌薬ミキシング　134
抗菌薬の選択　94, 95
抗菌薬の適応　108
抗菌薬の適正な使用　103
抗菌薬のデメリット　108
抗菌薬の投与期間　118
抗菌薬サイクリング　134
抗菌薬投与にともなう下痢　95
口腔レンサ球菌　91
抗MRSA薬　131
高齢者介護施設内発症肺炎　98
高齢者の肺炎　98
高齢者市中肺炎　98
光錐減弱　82
Klebsiella pneumoniae　64

L

Legionella 属　11
loading dose　24
LZD　24

M

マクロライド　11, 128
マクロライド系薬　5
マクロライド療法　128
マクロライド少量長期投与療法　128
マクロライド耐性菌　94
マラリア原虫　11
メチシリン感受性　11
メチシリン耐性　11
メチシリン耐性黄色ブドウ球菌　21
メタロ-β-ラクタマーゼ（MBL）　115
メトロニダゾール　64
モノバクタム系薬　9
モンテカルロシミュレーション　130
慢性副鼻腔炎　13
MBC　123
MDR病原体　53

MDRP（多剤耐性緑膿菌）　115
mefA 遺伝子　12
MIC　123, 124
MPC（Mutant Prevention Concentration）　32, 123
MRSA　21
MSW（mutant selection window：耐性菌選択域）　32, 123
Mycobacterium avium complex（MAC）　11
Mycoplasma pneumoniae　11

N

ネコひっかき病　13
ニューキノロン　132
軟性下疳　13
粘膜の発赤　84
日本化学療法学会のブレイクポイント　29
日本紅斑熱　13
尿路敗血症　77
尿路閉塞　78
尿路感染症　75, 104
尿道炎　13
尿道カテーテル　76
入院点滴加療（IPARET：Inpatient Antimicrobial Reset Therapy）　83
囊胞性線維症　115

O

オキサゾリジノン系　21
オキサゾリジノン系抗菌薬　24
オートインデューサー　126
黄色ブドウ球菌　11, 111
occult bacteremia　104

P

PAE　123
PASME　123
PDR pathogens　61
PDR pathogens のリスク因子　62
Peptostreptococcus 属　12
pharmacokinetics-pharmacodynamics（PK-PD）　26, 113, 130, 132
PID　86
PK-PD ブレイクポイント　29
PK-PD パラメータ　45

Pneumocystis jirovecii 11
postantibiotic effect 130
Potentially drug-resistant（PDR）pathogens 60
PRSP 40, 82
PSI（Pneumonia Severity Index） 43

Q

Q熱 13
QPR/DPR 24
Quorum Sensing 126

R

ライム病 13
ライノウイルス 106
ラテックス凝集法 41
レプトスピラ症 13
レスピラトリーキノロン 132, 5
リケッチャ 11
リネゾリド 24, 113
リンコマイシン 11
リステリア菌 39
卵管・卵巣膿瘍 87
卵管炎 86
淋菌 86
臨床的ブレイクポイント 29
緑膿菌 134
量的選択毒性 4
Red neck（red man）症候群 24
RSウイルス 106

S

セフェム系薬 8
スピロヘータ 11
ストレプトグラミン系抗菌薬 21, 24
細胞壁 5
細胞壁合成阻害薬 3
細胞移行性 3
細胞内寄生 11
細胞質膜障害薬 3
細菌学的ブレイクポイント 29
細菌性肺炎 44, 5
細菌性眼内炎 80
細菌性肝膿瘍 64
細菌性血管腫症 13
細菌性結膜炎 79

細菌性髄膜炎 104, 109
細菌性髄膜炎の診療ガイドライン 40
最小発育阻止濃度 123
最小血中濃度（トラフ値） 21
最小殺菌濃度 123
最大殺菌作用 27, 28
成人市中肺炎診療ガイドライン 43
市中肺炎 13, 107
歯冠周囲炎 91
子宮傍結合織炎 87
子宮頸管炎 13, 87
子宮内感染症 86
人工呼吸器関連肺炎 49
新生児に対する体内動態 93
腎障害 24, 35
歯性感染症 91
歯周組織炎 91
湿性咳嗽 83, 84
質的選択毒性 4
耳痛 82
初期治療失敗 60
初期治療失敗のリスク 61
小児 93
小児感染症の原因菌 94
小児感染症の特殊性 93
小児に対する適応 94
小児の用法・用量 95
小児用製剤 95
腫脹 82
術後感染治療薬 71, 72, 73
術後感染症 73, 71
術後感染予防抗菌薬 73
術後感染予防薬 72, 73, 71
重症度分類 49
増殖抑制作用 27, 28
髄膜炎菌 39
SSI 73, 74, 71
subMIC 123

T

ターゲット値 27
ダグラス窩膿瘍 87
タゾバクタム・ピペラシリン 116
テイコプラニン 113, 131, 21
ディスク拡散法 124
テトラサイクリン 11
トキソプラズマ 11
ドメインⅡ 12
ドメインⅤ 12

トラフ値 21
ツツガムシ病 13
第8脳神経障害 24
大腸菌 12, 39, 75, 76
耐性菌 11, 104, 111
耐性菌選択域 123
耐性菌出現阻止濃度 123
蛋白合成阻害 11
蛋白合成阻害薬 3
短期治療 119
単純性尿路感染症 75
単独菌感染 75
多剤耐性（MDR）病原体感染 50
多剤耐性グラム陰性菌 134
定着 111
啼泣 82
TEIC 21, 131
Therapeutic Drug Monitoring（TDM） 27, 113, 131, 21
time above MIC 7, 27, 28, 130

U

Ureaplasma urealyticum 11

V

VCA IgG 106
VCM 21, 131
VRE 21
VREF 24

W

wait and see approach（慎重な経過観察） 104

Y

薬物アレルギー 34
薬物相互作用 14
薬物動態 130
薬力学 130
薬剤感受性成績 124
薬剤耐性化 39
薬剤耐性菌 43
溶連菌感染症 104
葉酸合成阻害薬 3
有効性 93

【編者略歴】
渡辺 彰（わたなべ あきら）

　呼吸器領域を中心とする感染症学・化学療法学・抗酸菌病学のオピニオンリーダー。一貫して臨床をフィールドとしながら，近年はQ熱を主とする人獣共通感染症の研究へもテーマを広げ，日本呼吸器学会の肺炎ガイドラインの編纂にも当初から携わっている。日本結核病学会や日本化学療法学会の総会会長を歴任した。

昭和49年	東北大学医学部卒業，会津若松市竹田綜合病院内科で2年間初期研修
昭和51年	㈶仙台厚生病院内科診療医
昭和61年	東北大学抗酸菌病研究所内科（加齢研の旧称）医員
平成元年	東北大学加齢医学研究所呼吸器腫瘍研究分野助手
平成5年	同　呼吸器腫瘍研究分野講師
平成8年	同　呼吸器腫瘍研究分野助教授
平成19年	同　抗感染症薬開発研究部門教授

専門：呼吸器病学，感染症学，化学療法学，抗酸菌病学

2刷　2014年7月20日
ⓒ2009　　第1版発行　2009年9月18日

最新抗菌薬療法マニュアル

（定価はカバーに表示してあります）

検印省略

編著者	渡辺　彰
発行者	林　峰子
発行所	株式会社 新興医学出版社

〒113-0033　東京都文京区本郷6丁目26番8号
電話　03(3816)2853　　FAX　03(3816)2895

印刷　株式会社 三報社　　ISBN978-4-88002-688-6　　郵便振替　00120-8-191625

- 本書の複製権・翻訳権・上映権・譲渡権・公衆送信権（送信可能化権を含む）は株式会社新興医学出版社が保有します。
- 本書を無断で複製する行為（コピー，スキャン，デジタルデータ化など）は，著作権法上での限られた例外（「私的使用のための複製」など）を除き禁じられています。研究活動，診療を含み業務上使用する目的で上記の行為を行うことは大学，病院，企業などにおける内部的な利用であっても，私的使用には該当せず，違法です。また，私的使用のためであっても，代行業者等の第三者に依頼して上記の行為を行うことは違法となります。
- JCOPY 〈(社)出版者著作権管理機構　委託出版物〉
本書の無断複写は著作権法上での例外を除き禁じられています。複写される場合は，そのつど事前に，(社)出版者著作権管理機構（電話03-3513-6969，FAX03-3513-6979，e-mail：info@jcopy.or.jp）の許諾を得てください。